# DER DÄMON IN MIR

DER DÄMON IN MIR

Wie ich meine dissoziativen Störungen erkannte und lernte, damit zu leben.

Ein Erfahrungsbericht mit hilfreichen Tipps für Betroffene und einem sachlichen Anhang zur Krankheit.

Johanna und Matthias Fischer

-

# Der Dämon in mir

-

Johanna und Matthias Fischer

**Impressum**



ISBN: 9789403756462

Illustrationen: Johanna Fischer
Covergestaltung: Johanna und Matthias Fischer

**Die Autoren**

Johanna F. absolvierte nach der Mittleren Reife ein Freiwilliges Soziales Jahr und arbeitete nebenbei als Tätowiererin, ein Handwerk und eine Kunst, die sie bereits in sehr jungen Jahren erlernt hat.

Ihre persönlichen Erfahrungen mit der dissoziativen Störung, den medizinischen Fehlinterpretationen und der daraus resultierende Lebenskampf haben sie zum Schreiben gebracht.

Das Ziel der Autorin ist es, diese komplizierte psychologische Erkrankung auf unterhaltsame Weise sowohl einem größeren Lese- als auch Fachpublikum näherzubringen.

Der Mehrwert für alle: sich selbst und seine Mitmenschen besser zu verstehen.

Matthias F. hat die schlimmsten Phasen seiner Frau als ihr Freund miterlebt. Er war lange Zeit Johannas Wegweiser, bis sie ihr Leben wieder selbst in die Hand nehmen konnte. Zahlreiche Passagen schildert er aus seiner Sicht, was zusätzliche interessante Einblicke in ein kompliziertes Seelengeflecht und in eine zeitweise schwierige Beziehung bringt. Heute sind die beiden glücklich miteinander verheiratet.

## Warum dieses Buch?

Es gibt bisher noch keinen Erfahrungsbericht über ein Leben mit dissoziativen Störungen. Die Autorin selbst konnte in den am Markt gängigen Ratgebern über Dissoziation und Psychologie keine praxisnahe Hilfe finden. Daher ist das Buch in drei Teile gegliedert:

1. Biografie/Erfahrungsbericht: authentisch, einfühlsam und spannend geschrieben.

2. Informationen für Betroffene: Wo gibt es Hilfe? Wie wird die Krankheit erkannt? Was kann man vorbeugend tun, um bestimmte Symptome zu lindern?

3. Die Krankheit in sachlicher Form als Hilfe für Mediziner, Psychologen, Psychiater, Forschungseinrichtungen, Fachleute, Betroffene und Familienangehörige.

## Das Ziel des Buches

Das vorliegende Buch soll Menschen in schwierigen Entscheidungsphasen helfen, sich und das eigene Umfeld besser zu verstehen. Es soll auf unterhaltsame Weise darlegen, wie schwierig und manchmal skurril ein Leben mit dissoziativen Störungen sein kann. Und es soll einen Diskurs anregen, um neue Blickwinkel auf ein relativ unbekanntes Gebiet der Psychologie zu finden.

## Die Krankheit

Unter dem Begriff einer dissoziativen Störung tummeln sich zahlreiche psychische Krankheitsbilder. Diese reichen von heftigen Krampfanfällen bis hin zum

Gedächtnisverlust. Körperliche Ursachen hierfür finden sich in der Regel nicht. Vielmehr stecken fast immer ein oder mehrere traumatische Erlebnisse dahinter. Betroffene versuchen, unerträgliche Begebenheiten auszublenden, was bis zur Auslöschung der eigenen Identität führen kann. Zwei Sparten der Krankheit sind beispielsweise die dissoziative Amnesie und die multiple Persönlichkeitsstörung.

Es ist ein Gesetz im Leben: Wenn sich eine Tür vor uns schließt, öffnet sich eine andere. Die Tragik jedoch ist, dass man meist nach der geschlossenen Tür blickt und die geöffnete nicht beachtet.

Andre Gidé, französischer Schriftsteller (1869–1951)

Für alle, die bereit sind, ihr Leben selbst in die Hand zu nehmen.

In den nachfolgenden Kapiteln ist mein Leben festgehalten, so wie ich es sehe. Alles entspricht der Wahrheit, und doch wurden aus dramaturgischen Gründen manchmal Szenen rekonstruiert, die so gewesen sein könnten. Hierzu gehören insbesondere Dialoge, die mir nur sinngemäß in Erinnerung geblieben sind, sowie Begebenheiten, an die ich mich kaum mehr oder gar nicht erinnern kann und lediglich aus Erzählungen weiß. Die meisten Personen sind durch Namen und andere Merkmale verfremdet, um sie zu schützen.

Meine Familie, Freunde und Bekannten sowie die im Buch erscheinenden Personen werden so manche Szene anders erlebt haben. Dieses Risiko muss ich eingehen, wenn ich mein Leben schriftlich festhalten will.

Ich möchte nicht anklagen und schon gar nicht „abrechnen“, sondern lediglich die Geschichte meines Lebens und somit meiner psychischen Erkrankung aus meiner ganz persönlichen Sicht erzählen.

# Vorwort

Disso...was?, haben Sie sich vielleicht gerade gefragt, als Sie den Untertitel des Buches gelesen haben. Aber keine Sorge. Bis vor geraumer Zeit wusste ich selbst nicht, was sich hinter einer dissoziativen Störung verbirgt, und dass der Begriff eigentlich nur eine Umschreibung zahlreicher psychischer Beschwerden darstellt.

Meine Erfahrungen mit der Krankheit – soweit man überhaupt von einer Krankheit reden kann, denn es liegen niemals körperliche Symptome vor – beziehen sich überwiegend auf die „dissoziative Amnesie“, massive Erinnerungslücken von ganz bestimmten Ereignissen des Lebens. Obwohl ... das scheint mir viel zu harmlos formuliert, denn ich wachte eines Tages in einer mir völlig fremden Umgebung auf, nichts als eine schwarze Leere in mir! Die Personen um mich herum konnte ich nicht einordnen und der freundliche junge Mann, der sich an mein Bett setzte und behauptete, mein Freund zu sein, schien mir fremd. Und ich selbst? Wer oder was war ich eigentlich?

Die Ärzte meinten es gut mit mir und versuchten, durch vorsichtige Gespräche in mein Seelenleben einzudringen. Tatsächlich schaffte ich es, einige gedankliche Fragmente, die mir wild durch den Kopf schwirrten, für wenige Sekunden festzuhalten und laut auszusprechen. Kaum gesagt, waren die flüchtigen Szenen auch schon wieder verschwunden. Was dabei herauskam: Ich schien mehrfach schwer traumatisiert.

Nach Entlassung aus dem Krankenhaus galt es, mich in einem mir fremd gewordenen Umfeld zurechtzufinden, das Leben an sich und auch die Liebe neu zu entdecken. Doch ich fand die Gefühle in mir nicht mehr. Was bedeutete es, zu leben? Was hieß es, jemanden zu lieben? Stand der junge Mann, der mich im Krankenhaus besucht hatte und bei dem ich jetzt wohnte, mir wirklich so nah, wie er behauptete?
Es half alles nichts. Ich musste mich meinen Ängsten und der inneren Leere in mir stellen. Denn das in kleinen Schritten innerhalb von zwei Jahren zurückkehrende Gedächtnis zeigte so erschütternde Erlebnisse auf, dass ich fast daran zu zerbrechen drohte.

Gerne möchte ich diesen komplizierten psychologischen Zustand einem größeren Leserkreis näherbringen. Dabei wünsche ich mir, dass dieses Buch ein Mehrwert für alle sein möge, um sich selbst und seine Mitmenschen besser zu verstehen.

Vielleicht haben Sie Lust, mich zu begleiten und mit mir gemeinsam einen „Blick zurück“ zu wagen. Ich würde mich sehr freuen!
Ihre Johanna

# Erstes Kapitel

## Johanna

Ich erwachte. Etwas in mir hallte nach, aber ich wusste nicht, was es war. Alles in meinem Inneren schien wie weggezerrt, ausradiert, verschwunden. Da war nichts als eine schwarze Leere in mir.

Ich stellte meinen Blick schärfer, blinzelte mehrmals. Versuchte, aus den Geräuschen um mich herum vermeintlich bekannte Laute herauszufiltern. Eine Gestalt ganz in Weiß trat an das Bett, in dem ich lag, lächelte vielsagend und sprach in einem beruhigenden Ton auf mich ein. Die Worte erschienen mir fremd, rauschten an mir vorbei, und Gegenstände und Formen konnte ich nicht definieren. Ich fand keine Begriffe dafür. Alles um mich herum schien nur noch aus „Dingen" zu bestehen.

Wer oder was war ich eigentlich, dass ich so empfand und mich wie in einer anderen Sphäre fühlte? Sah ich überhaupt so aus wie dieses Wesen, das sich sogleich wieder auf leisen Sohlen davonmachte? Ratlos blickte ich ihm hinterher. Meine Gehirnzellen waren viel zu erschöpft, um einen klaren Gedanken zu fassen.

Eine weitere Gestalt, diesmal in farbiger Montur und ein Wägelchen vor sich herschiebend, betrat nun den Raum. Sie legte mir eine Vorrichtung um den Oberarm und drückte mehrmals auf einen kleinen Gummiball, so lange, bis das Ding um meinen Arm sich festschnürte. Es zischte leise und dann vernahm ich so etwas wie: „Ziemlich schwacher Puls."

Wieder allein begann ich gar nicht erst über das Gesagte nachzudenken, das ich vom Sinn her nicht begriff, sondern musterte die Umgebung. Wo befand ich mich? Und warum war ich hier? Jede Überlegung kostete mich ungeheuer viel Kraft, und dass ich keine Erklärung fand, quälte mich. Aber sollte ich fragen – und wen? Vielleicht hatte alles seinen Sinn und ich musste mich einfach nur der Situation ergeben? Schien das nicht das Beste, bei so viel tiefer Schwärze in mir?

Plötzlich stieg Angst in mir auf, die ich sofort zu verdrängen versuchte. Nur nicht panisch werden, ruhig bleiben und nicht auffallen, so lange sich die Lage so verworren zeigte. Lieber abwarten und alles über sich ergehen lassen, vorläufig jedenfalls.

Ich musste erneut eingeschlafen sein, denn als ich erwachte, saß ein junger Mann mit dunklen Haaren und Vollbart an meinem Bett, der mich warmherzig betrachtete und meine Hand hielt.

„Hey, Schatz, wie geht es dir?“, sagte er leise.

„Soweit ganz gut“, erwiderte ich vorsichtig und dachte: *Was will dieses Wesen? Wer oder was ist das? Und warum klingt dessen Ton so vertraut?*

Behutsam löste ich meine Hand aus der seinen, obwohl es ein angenehmes Gefühl gewesen war. Er griff erneut nach ihr, hielt sie kurz an seine Lippen und küsste die Fingerspitzen. „Ach, Johanna ...“

*Johanna nennt er mich.*

Er gebrauchte Worte, die liebevoll klangen und von tiefer Besorgnis herrührten. Demnach musste er mich gut kennen.

*Es gibt scheinbar Dinge, die ich bereits erlebt habe, vor diesem Aufenthalt hier.*

Ich beschloss, es bei dieser Erkenntnis zu belassen, keine Fragen zu stellen und abzuwarten. So ließ ich ihn das Gespräch führen, nickte ihm immer mal fröhlich zu und hoffte, dass ich aus seinen Erzählungen gewisse Rückschlüsse ziehen könnte.

Später, als er sich verabschiedet hatte und es draußen, vor dem vergitterten Fenster, bereits dunkel geworden war, schob ich mir das Kissen unter dem Nacken ein wenig zurecht. Ich wollte nachdenken. Wollte mir die Worte des jungen Mannes noch einmal ins Gedächtnis rufen.

Er hatte, wohl um mich zu unterhalten, durch seine Berichte und Anekdoten einiges preisgegeben, auch wenn er mir hin und wieder einen verstohlenen Blick zuwarf, um sicherzugehen, dass ich ihm folgen konnte. Hatte ich befremdlich geschaut oder hatte ihn meine aufgesetzte Fröhlichkeit irritiert? Außerdem hatte ich es nicht unterlassen können, dann doch die eine oder andere Frage zu stellen, was ihn ziemlich verunsichert hatte. Ich hatte einfach nur gelacht und offengelassen, ob ich es ernst meinte oder Witze machte. Denn ehrlich gesagt, konnte ich mit vielen Begriffen, die er gebrauchte, wenig anfangen.

Was ich mittlerweile jedoch wusste: Dass ich in einem sogenannten Krankenhaus lag, die Gestalten um mich herum Ärzte, Schwestern und Krankenpfleger waren und ich bereits schon einmal durch einen Notarzt eingewiesen worden war. Die Ärzte vermuteten damals eine Epilepsie aus dem Schlaf heraus. Der junge Mann, der Matthias hieß und den ich seiner Aussage nach Matze nannte, schien jedoch meiner tatsächlichen Erkrankung auf der Spur, mit einem seltsamen Namen, wie ich fand. Ehrlich gesagt, hatte ich ihn sogleich wieder vergessen. Schon die einfachsten Formulierungen überforderten mich. Von der fast vollständigen Leere in mir wollte ich gar nicht erst reden. Und was den jungen Mann betraf: Angeblich sollte ich seit zwei Jahren mit Matthias ... äh, Matze, zusammen sein. Wie er behauptete, waren wir gerade erst von einer WG (was war denn das für ein Ding?) in eine gemeinsame Wohnung gezogen. Komisch, dass ich keinerlei Gefühle für ihn empfand, obwohl er mir vertraut vorkam. Aber ich schien sowieso völlig aus der Spur.

Der junge Mann, also Matze, hatte sich für ein Gespräch in einer der Klinik angeschlossenen psychosomatischen Einrichtung eingesetzt, auch weil er dem Medikament misstraute, das ich seit dem letzten Krankenhausaufenthalt aufgrund eines Krampfanfalles einnehmen musste. Seine These: *Meine Freundin ist keine Epileptikerin. Sie leidet unter dissoziativen Störungen!* Das genau war das Wort, nach dem ich in der letzten Nacht gesucht hatte. Ich konnte mir weder unter dem Namen noch dem Krankheitsbild etwas vorstellen und wollte es auch nicht.

Allerdings verzögerte sich der Transport von Stuttgart nach Bad Cannstatt aus internen Gründen und man bat mich, abzuwarten. Während dieser Zeit ergab sich dann zunächst ein eher inoffizielles Gespräch zwischen mir und mehreren Ärzten, das mich zu Beginn stark verunsicherte.

Ob es an den abschätzenden Blicken lag? War ich womöglich doch nicht von dieser Welt und ein völlig anderes, kaum zu analysierendes Wesen? Oder wunderte ich mich selbst über meine Gesprächsbereitschaft, obwohl ich doch nichts zu sagen hatte. Alles weg!

Eine Assistenzärztin las die Anamnese vor: „Die Patientin wurde vor geraumer Zeit bereits stationär in der Neurologie aufgenommen, nach erstmaligem epileptischem Anfall aus dem Schlaf heraus. Daraufhin wurde *Lamotrigin* zur Einnahme verordnet. Laut Aussage ihres Freundes klagt sie seitdem über Müdigkeit, Stimmungsschwankungen, teilweise Halluzinationen sowie amnestischen Störungen ..."

Ich übersetzte mir Letzteres mit *Blackouts,* unterließ jedoch einen Hinweis auf die aktuelle Lage, die mir noch viel krasser erschien.

Die junge Ärztin blickte kurz zu mir hin, so als wollte sie meine Reaktion prüfen. Da ich in keiner Weise reagierte – auch weil ich vieles vom Sinn her nicht verstanden und wenn, sofort wieder vergessen hatte – fuhr sie fort: „... Die Patientin scheint sich an gewisse Teile ihres Lebens nicht mehr zu erinnern, soll sich selbst nicht mehr kennen und zeitweise denken, sie sei verrückt. Die erneute Einweisung geschah aufgrund eines weiteren Anfalls, den ihr Freund mit einem Besuch der Mutter der Patientin in Verbindung bringt. Die Beziehung zwischen Tochter und Mutter wird als äußerst konfliktreich beschrieben ..."

*Ich bin also eine Patientin und leide unter Anfällen, ausgelöst durch meine Mutter. Aber was ist das für eine Frau und was heißt „konfliktreich"?*

Bei diesen Gedanken schnürte sich mein Hals merklich zu. Zwischen mir und meiner Mutter schien ganz gewaltig etwas nicht zu stimmen.

Die Ärzte versuchten, durch vorsichtige Fragen über meine Vergangenheit und insbesondere Kindheit in mein Seelenleben einzudringen. Es fiel mir verdammt schwer, mich zu erinnern. Ich fand einfach keinen Einstieg in die dunkle Leere. Doch dann, für einen Moment, schaffte ich es, einige gedankliche Fragmente, die mir wild durch den Kopf schwirrten, festzuhalten und laut auszusprechen.

Da war die Szene mit meinem Vater: Meine älteren Schwestern und ich hockten heimlich auf der Treppe im ersten Stock und lauschten – wie so oft – den ständigen Streitereien unserer Eltern. Die Worte, meist abgeschossen durch unsere Mutter, flogen wie spitze Pfeile hin und her. Der Begriff „Depression" fiel, und unser Vater beschwerte sich, dass er es satthätte, immer nur als „schwacher Mann" dazustehen. Dass er keine Lust mehr hätte, täglich Medikamente mit erheblichen Nebenwirkungen einzunehmen, die zudem nichts bringen würden. Dass die Neuapostolische Kirche mit ihrer *Endzeiterwartung* keine Hilfe für ihn sei ... Ich war fünf Jahre alt und verstand den

Sinn des Gesagten noch nicht, machte mir aber große Sorgen. Was war nur mit Papa und Mama los?

Später, ich lag bereits im Bett und hatte mich unter die Decke verkrochen, weil die Streitereien zwischen den Eltern nicht aufhören wollten, betrat mein Vater das Zimmer. Er begab sich, ohne das Licht einzuschalten, zunächst an das Bett meiner Schwester Hannah, verweilte dort einen Moment und setzte sich danach zu mir auf die Bettkante. Er strich das Bettzeug ein wenig beiseite, nahm mich in seine Arme und flüsterte mir leise ins Ohr: „Johanna, mein Chef hat mich zu einer Spätschicht eingeteilt und ich muss ganz dringend zur Arbeit. Ich habe dich ganz doll lieb. Du wirst immer in meinem Herzen bleiben und ich werde auf dich achtgeben, was auch geschieht. Das sollst du wissen, meine Kleine!"

Dann richtete er sich im Dunkeln auf und ging mit schleppenden Schritten zur Tür. Ich erkannte nur seine Silhouette, spürte aber ganz deutlich, dass ich ihn nicht gehen lassen durfte. *Halt Papa, bleib bei uns!,* hätte ich am liebsten laut geschrien, doch kein Ton kam über meine Lippen. Papa musste nicht zur Arbeit. Das war keine übliche Verabschiedung gewesen. Das war ... Ich wusste es nicht, fand keine Worte für das Unaussprechliche.

Eine Psychologin würde später vermuten, dass ZU DEM ZEITPUNKT ALLES BEGANN, was auch immer sie meinte. Denn da gab es ein weiteres gedankliches Fragment, das ich für Sekunden festhalten konnte, ein Ereignis zwei Tage später: Meine drei Schwestern, Mutter und ich saßen am Küchentisch, als ein heftiges Klingeln an der Haustür uns zusammenschrecken ließ. Mutter hatte unseren Vater, da er nicht von der *Sonderschicht* zurückgekehrt war, als vermisst gemeldet. Ich konnte nicht mit Bestimmtheit sagen, wer zur Tür gegangen war und geöffnet hatte, doch plötzlich standen mehrere Personen im Raum. Manche trugen Polizeiuniform, andere waren *normal* gekleidet. Eine Frau hielt Kuscheltiere und Kinderbücher in der Hand. Sie unterhielten sich zunächst mit unserer Mutter. Danach sprachen sie einzeln mit meinen Geschwistern und mir. Sie sagten, dass unser Vater nicht mehr unter uns weilen und an einen *besseren* Ort gegangen sei. Er sei den „Aussichtspunkt" hinuntergesprungen und wäre tot.

ER HAT SICH UMGEBRACHT, schoss es mir durch den Kopf und würde dafür im Fegefeuer landen! Schlagartig brach meine kleine Welt zusammen. UND ICH BIN SCHULD! *Ich habe meinen geliebten Papa nicht zurückgehalten!*

Bei dieser Erinnerung zog sich mein Magen krampfhaft zusammen, so als hätte ich gerade alles noch einmal erlebt. Einer der Ärzte fragte nach, wollte ein bestimmtes Detail wissen. Doch ich wusste schon nicht mehr, was ich gerade erzählt hatte. Außer einem dumpfen Gefühl schien nichts zurückgeblieben zu sein. Die innere Leere hatte es verschluckt.

Jemand reichte mir ein Glas Wasser. Ich trank zügig, stellte das Glas wieder hin und blickte erschöpft in die Runde.

„Fühlen Sie sich stark genug, um nach weiteren Ereignissen zu forschen?" Die Stimme des Fragenden klang sanft und mitfühlend.

Ich nickte stumm, atmete mehrmals tief ein und aus und überlegte fieberhaft.

Da war der Musikunterricht ... Da war ...

Ich weiß nicht, wie lange ich redete und was ich über mich preisgab. Denn kaum gesagt, waren die flüchtigen Sequenzen auch schon wieder verschwunden und ich fand keinen Zugriff mehr auf mein Gedächtnis.

Matthias, der im Gang gesessen und auf mich gewartet hatte, sagte mir später, dass einige der teilnehmenden Ärzte und Pfleger mit völlig schockiertem Gesichtsausdruck – und in einem Fall sogar weinend – aus dem Zimmer gekommen seien.

Seiner Meinung nach wären die Ärzte jetzt ganz bestimmt davon überzeugt, dass es sich bei meinen Symptomen tatsächlich um eine dissoziative Störung und nicht um eine Epilepsie handeln würde. Er wäre sehr stolz auf mich, denn ich hätte es anscheinend geschafft, einige belastende, ja unerträgliche Erlebnisse, die bei mir zu einer Abspaltung von Erinnerungen geführt hätten, wiederzugeben.

Schon möglich, dass Matthias es mit anderen Worten sagte, sinngemäß jedenfalls meinte er es so. Und das Ergebnis des Gesprächs? Ich galt als mehrfach schwer traumatisiert!

Die Vorstellung in der psychosomatischen Abteilung mit der Aussicht auf einen möglichen Verbleib verzögerte sich weiterhin, was mich ungeduldig werden ließ. Ich wollte hier weg. Wollte nach Hause, obwohl ich noch immer keine Vorstellung von meinem Zuhause hatte! Nach allem, was Matze mir erzählt hatte, musste es dort sehr schön sein. Schöner jedenfalls als in diesem Krankenhaus. In jedem Fall hoffte ich, dass sich meine Erinnerungen wieder einstellen würden, wenn ich in meiner vertrauten Umgebung wäre. Obwohl ... eine Garantie für eine generelle Besserung wäre das wohl kaum. Matze hatte erzählt, dass ich vor Einlieferung in die Klinik ausgeprägten Stimmungsschwankungen unterworfen gewesen wäre, mit teils aggressivem Verhalten ihm gegenüber. Zudem hätte ich unter Angst- und Panikattacken gelitten. Schwer vorzustellen. Wenn ich mich im Spiegel betrachtete, blickte mir das Antlitz einer vermeintlich friedlichen und tiefenentspannten jungen Frau entgegen. Vielleicht war ich einfach nur von der Rolle gewesen. So konnte doch nicht mein Wesen sein?

Ich entließ mich selbst, nachdem Matthias einer Ärztin versprochen hatte, sich persönlich um einen Termin in Bad Cannstatt zu kümmern.

Das schien die gute Nachricht. Die schlechte, es war ihm aus beruflichen Gründen nicht möglich, mich abzuholen. Somit musste ich es irgendwie allein nach Hause schaffen.

Nachdem ich alle notwendigen Entlassungspapiere unterschrieben hatte, stand ich kurze Zeit später mit meiner Sporttasche vor dem Gebäude und überlegte, wo ich hinmusste. Ich hatte sowohl Matthias als auch den Ärzten gegenüber lediglich eine *geistige Verwirrung* eingestanden, jedoch Stillschweigen über die endlose Leere in mir bewahrt.

Unsicher lief ich los und drehte mich nach wenigen Metern noch einmal um. Ja, ich war tatsächlich in einem Krankenhaus gewesen, einem Ort, wo Menschen medizinisch geholfen wurde. Die Ärzte und Pfleger dort hatten sich um mich gekümmert. Demnach schien alles gut und ich befand mich in keinerlei Gefahr.

Zielstrebig lief ich weiter Richtung Innenstadt, so als wüsste ich genau, wohin. Doch nichts kam mir bekannt vor. Innerlich fing ich zu zittern an, Schweißperlen traten mir auf die Stirn, mein Herz klopfte wild und der Puls begann zu rasen.

*Nur nicht in Panik verfallen. Ganz ruhig bleiben. Irgendwo muss doch etwas sein, was du kennst.*

Plötzlich tauchte ein Stern in der Ferne auf. Ich hätte nicht sagen können, dass es der Mercedes-Stern vom Turm des Stuttgarter Bahnhofs war, aber er flößte mir Vertrauen ein und ich lief darauf zu. Ich war mir ja nicht einmal sicher, in welcher Stadt ich mich befand. Mit Matthias hatte ich lediglich über den Stadtteil gesprochen, in dem wir wohnten. Gott sei Dank erinnerte ich mich an mein Handy, das mir Matthias mit allen nötigen medizinischen Unterlagen in die Sporttasche gepackt hatte, und in dem seine Telefonnummer gespeichert war.

Mittlerweile am Bahnhof angekommen, suchte ich verzweifelt ... Ja, nach was eigentlich? Menschen hasteten hektisch an mir vorüber, mal mit, mal ohne Koffer, manchmal mit Kleinkindern im Schlepptau oder einem

Hund an der Leine. Wen sollte ich ansprechen? Und wenn es mir gelang, meine Scheu zu überwinden, würde mir eine dieser Personen behilflich sein? Es dauerte eine Weile, bis ich mich traute, jemanden zu fragen: „Entschuldigung, könnten Sie mir sagen, wie ich ...?“

Ja, der nette Herr mit Brille konnte mir sagen, wie ich nach Wangen kommen würde. Mit der U-Bahn und die befände sich ... Er deutete in die entsprechende Richtung, nannte mir Linie und Endstation. Ich versuchte angestrengt, mir alles ganz genau zu merken: *Geradeaus, dann links, die Treppe runter. U9 Richtung Hedelfingen.*

Irgendwie gelang es mir, das richtige Gleis zu finden, und als die entsprechende Linie einfuhr, stieg ich schnell ein und suchte mir einen Fensterplatz. Hoffentlich würde die Bahn einen Teil der Strecke außerhalb des Tunnels fahren. Dabei quälte mich vorrangig die Frage, wie ich auf die Menschen um mich herum wirkte. Benahm ich mich seltsam? Wirkte ich anders? Schien ich ein Fremdkörper zu sein, der in kein Schema passte?

Doch halt. Stopp. Einen Moment. Ich wusste ja gar nicht, an welcher Station ich aussteigen musste. Angestrengt konzentrierte ich mich auf die Ansagen: Südheimer Platz ... Marienplatz ... Staatsgalerie ... Marktplatz ... Letztgenannte Haltestelle könnte die richtige sein. Wirklich? Mehrere Personen drängten zum Ausgang. Ich folgte meinem inneren Impuls und verließ ebenfalls das Abteil. Idyllisches Wohnflair mit schmalen Gassen, kleinen Ladengeschäften und gemütlichen Häusern empfing mich. Meine Füße führten mich ganz selbstverständlich, und nach wenigen

Minuten stand ich vor einem Fachwerkhaus, das ich zu kennen glaubte. Innerlich aufgewühlt studierte ich die Klingeltableaus. Nirgends stand mein Name. Aber ich hieß doch ... Matze hatte ausdrücklich erwähnt, dass mein Nachname auf einem der Namensschilder stünde. Hatte ich mich vertan? Befand ich mich überhaupt in Wangen? War ich an der falschen Haltestelle ausgestiegen? Vielleicht hatte alles seine Richtigkeit, nur die Häuser hatten sich in der Zwischenzeit verschoben. Ich stieß die Haustür auf, die nur angelehnt war, und stieg die Treppen Etage für Etage nach oben. Hier, im Dachgeschoss, müsste unsere Wohnung sein! Doch auch an dieser Tür ein fremder Name. Ich probierte sämtliche Schlüssel aus, die ich in der Sporttasche fand. Keiner passte. Mittlerweile verzweifelt und den Tränen nah nahm ich mein Handy und scrollte mich durch die gespeicherten Namen, bis ich *Matze* entdeckte.

„Hey, ich steh vor unserer Haustür", sprudelte es atemlos aus mir heraus, nachdem sich Matthias gemeldet hatte. „Hier stimmt was nicht. Kein Schlüssel passt."

„Hä", sagte Matze, „wie kann das sein. Wo bist du denn?"

Ich nannte ihm die Adresse.

„Oh Scheiße Schatz. Du stehst vor unserer alten Wohnung. Wir sind umgezogen und du musst ganz woanders hin."

„Wie, was, was heißt, woanders hin?" Ich fing zu heulen an und sagte schniefend: „Ich weiß einfach nicht, wo ich bin? Was soll ich bloß machen?"

Matthias, der bei der Arbeit war und sich auf seinen Job konzentrierten musste, schien leicht konfus. Ich konnte förmlich spüren, wie es in seinem Kopf ratterte: *Was ist da los? Wieso weiß sie nicht, wo sie ist? Warum hat sie sich nicht schon früher bei mir gemeldet?*

Ich hörte, wie jemand nach ihm rief, und er sagte schnell ins Handy: „Du, ich muss weitermachen, aber ich schick dir gleich per SMS die Adresse."

Wenige Sekunden später las ich seine Zeilen, inklusive einer knappen Erläuterung, um zu dem neuen Haus zu gelangen. Ich machte mich sogleich auf den Weg und dank genauer Anweisung befand ich mich bald vor einem noch nicht ganz fertiggestellten Neubau. *Ja, hier steht mein Name*, stellte ich erleichtert fest, als ich etwas nervös die Briefkästen und Klingeln inspizierte. Eine innere Verknüpfung zu dem Gebäude fand ich allerdings nicht. Alles schien fremd. Ich probierte einen der Schlüssel aus, der passte, fuhr mit dem Aufzug in den vierten Stock. Obwohl ... nein, das stimmt so nicht, ich ging die Treppen zu Fuß hinauf und prüfte auf jeder Etage die Namen. Endlich vor unserer Wohnung angekommen, schloss ich mit Herzklopfen die Tür auf. Im Flur stehend stieß ich ein staunendes „Oh" aus. Obwohl die Räume, bis auf Matzes Musikstudio, noch nicht komplett eingerichtet und dekoriert waren, konnte ich bereits die Individualität der Bewohner erkennen sowie deren Bedürfnis nach Geborgenheit, was mir gut gefiel.

*Und ich soll wirklich einer der Bewohner sein?*

Alles in dunklen Farben, die noch wenigen Möbel schwarz, die geschmackvolle Küche ebenfalls, dazu ein traumhafter Blick vom Wohnzimmer aus auf Dachfirste und herrlich grüne Hügel. Ganz langsam ging ich von Zimmer zu

Zimmer, lauschte den Geräuschen im Haus und versuchte, mich zu erinnern. Die Geige dort an der Wand (für mich ein nicht zu benennendes Ding)! Ich fuhr bei deren Anblick vor Schreck zusammen. War das ein Relikt meiner Kindheit? Sofort verengte sich meine Brust und das Atmen fiel mir schwer. Ich konnte nicht sagen, was genau ich mit dem Instrument in Verbindung brachte, doch es schien nichts Gutes zu sein. Plötzlich fühlte ich mich ängstlich und hilflos. Mein Blick fiel auf ein Sofa, das wohl neu angeschafft worden war. Ich setzte mich, nahm die dort liegende Decke und kuschelte mich darin ein, wie ein kleines Kind, das sich vor dunklen Gestalten fürchtet.

In dem Moment flammte eine vage Erinnerung in mir auf. Sie hing mit der alten Wohnung zusammen, denn genau dort hatte ich mehrmals eine solche Gestalt wahrgenommen. Ein kaum sichtbares Wesen, das mich seit meiner Kindheit verfolgte.

Hochkonzentriert glitt ich in die kindliche Vergangenheit ab, fokussierte mich auf einen ganz bestimmten Moment. Damals fühlte ich mich beobachtet, regelrecht angestarrt. Ich versteckte mich nachts unter der Bettdecke und gleichzeitig versuchte ich mit all meiner inneren Kraft, das dunkle Wesen zu vertreiben, um mich und meine Familie zu schützen. Erst als ich als fast erwachsene junge Frau in einer Pflegefamilie lebte, zog sich die dunkle Gestalt zurück. Bis sie dann plötzlich erneut aufgetaucht war. Und jetzt? Würde sie mich in Ruhe lassen oder ... Ich wollte nicht daran denken. Fast wurde mir übel. Mein Körper begann zu kribbeln, meine Arme, Beine. Hoffentlich würde ich nicht ohnmächtig.

*Du bleibst stark. Du bleibst wach. Du bist in Sicherheit. Es wird alles wieder gut. Bleib ganz bei dir. Verlass deinen Körper nicht. Du hast die Macht über ihn, also streng dich an!*

So harrte ich aus und hoffte, dass Matthias bald eintreffen würde. War dieser Ort wirklich unser gemeinsames Zuhause? Er hatte mir bei seinen Besuchen im Krankenhaus so viel erzählt, doch ich hatte schlagartig alles wieder vergessen. Matze war bestimmt ein lieber Kerl und sehr besorgt um mich. Warum nur sah ich ihn nicht als meinen Beschützer an? Wenn mein früheres Ich mit ihm zusammengelebt hatte, dann müsste ich doch unweigerlich ein unerschütterliches Vertrauen in ihn haben. Aber mein Gefühlsleben bestand anscheinend nur noch aus chaotischen Fragmenten, die nicht zusammenpassen wollten.

Nach wenigen Tagen fuhren Matthias und ich gemeinsam in die psychosomatische Klinik nach Bad Cannstatt. Die letzten Tage war mir immer wieder schwindelig gewesen. Ich hatte mich müde gefühlt und hatte doch nicht schlafen können. Ob es an den Lamotrigin-Tabletten lag, die ich täglich einnehmen musste? Dazu meine Angstzustände, weil ich befürchtete, jemand Fremdes könnte in der Wohnung sein. Von der dunklen Gestalt hatte ich Matze erst einmal nichts erzählt. Was würde er von mir denken? Er hatte schon genug mit meinen unkontrollierbaren

Stimmungsschwankungen zu tun. Ich war mir dessen nicht bewusst, doch mein Verhalten schien verbal ziemlich aggressiv ihm gegenüber. Und was hatte es überhaupt mit dem kürzlichen Krankenhausaufenthalt auf sich, von dem Matthias sprach. Ich erinnerte mich nicht mehr daran! Vielmehr tauchten Szenen aus meiner Vergangenheit auf, die ich sofort ausplaudern musste, sobald ich sie bildlich vor mir sah. Matthias schüttelte immer wieder erstaunt den Kopf. Er kam mit meinen Gedankensprüngen nicht klar. Nahm er mich überhaupt ernst? Würden mich die Ärzte hier ernst nehmen?

Nach Ankunft und auf der Suche nach dem *Sprechzimmer*, in dem wir uns melden sollten, blickten wir eher zufällig in einen größeren Besprechungsraum, kameraüberwacht. Komisch, dass mir die Kamera sofort auffiel. Diese Entdeckung mochte ich gar nicht und ich zischte Matthias leise zu, innerlich bereits völlig aufgebracht: „Hör zu, so was will ich nicht! Ich möchte nicht mit anderen Menschen in großer Runde über meine persönlichen Probleme reden, kameraüberwacht. So was geht gar nicht. Das ist ein No-No-No-Go!"

Matthias versuchte, mich zu beruhigen, und versicherte, dass nichts geschähe, mit dem ich nicht ausdrücklich einverstanden sei.

Die Psychotherapeutin, mit der ich das anberaumte Erstgespräch führen würde, war mir zumindest schon mal sympathisch. Matze tauschte sich kurz mit ihr aus und schlug vor, an dem Gespräch teilnehmen zu dürfen, da ich psychisch schwer vorbelastet sei.

Die Therapeutin lächelte verständnisvoll, lehnte jedoch strikt ab und meinte versöhnlich, dass sie „sehr lieb" mit mir umgehen würde. Er solle sich keine Sorgen machen.

Die Frau verhielt sich tatsächlich sehr einfühlsam mir gegenüber. Ich fasste Vertrauen (vor allem, nachdem ich mich vergewissert hatte, dass keine Kamera das Gespräch festhielt) und erzählte ihr von meiner momentanen Stimmung, meiner inneren Hilflosigkeit und den Angstbeschwerden. Ich gestand, dass ich mich „verwirrt" fühlte, gab aber auch ihr gegenüber nicht zu, dass ich mich an kaum etwas aus meiner Vergangenheit erinnern konnte – immer noch nicht.

Die Therapeutin blätterte in ihren Unterlagen und las mir aus den Aufzeichnungen des Krankenhausgespräches und dessen Beurteilung durch die teilnehmenden Ärzte vor. Immer wieder war von einer „belastenden Beziehung" zu meiner Mutter die Rede und einem „zerstörerischen Treffen" mit ihr, das kurz vor Einlieferung ins Krankenhaus stattgefunden haben musste.

Ich hörte zu, ließ die behutsam vorgetragenen, aber schneidenden Sätze, die ich angeblich selbst gesagt haben soll, an mir abprallen. Keine Erinnerung. Dann aber sprach die Therapeutin meine Albträume an, die mit dem Suizid meines Vaters zusammenhingen.

Plötzlich schien kein Sauerstoff mehr im Raum. Keine Luft. Keine Geräuschkulisse. Nur dieses grässliche Wort: SUIZID.

„Er war gar nicht mein ...“, begann ich stockend, verschluckte den Rest und bemühte mich, das Durcheinander in meinem Kopf irgendwie zu ordnen:

Ich war etwa neun Jahre alt und sah mich in meiner Erinnerung bei Ella am Kaffeetisch sitzen, einer jungen Frau aus dem Ort, die sich nach der Schule um mich kümmerte. Sie hatte mich mit dem Auto abgeholt und wir waren mit Bäri, ihrem Collie-Hund, den ich ins Herz geschlossen hatte und über alles liebte, eine Runde im Wald gelaufen. Komisch, dass wir diesmal Gesellschaft hatten. Ein älterer Mann saß mit am Tisch. Unser Nachbar, jedenfalls hielt ich ihn dafür. Ich hatte ihn manchmal auf dem Grundstück gegenüber unserem Haus werkeln sehen, aber noch nie ein Wort mit ihm gesprochen. Bei seinem Anblick wurde mir unwohl, vor allem, weil er mich so seltsam musterte. Ich verdrückte mich schnell in die Küche, tat so, als würde ich mich nützlich machen wollen, was ich in der Regel auch tat. Der Mann folgte mir, stellte sich dicht neben mich und fragte, auf mich herabblickend, er schien mir ziemlich groß: „Weißt du nicht, wer ich bin?“

„Doch“, sagte ich verunsichert und vermied es, ihm in die Augen zu sehen. „Sie arbeiten manchmal im Garten bei uns gegenüber.“

Er grinste. „Ich bin dein Halbbruder. Hat dir das niemand erzählt?“

Mir wurde schwindelig. Ich wollte am liebsten ohnmächtig werden. Aber ich wurde nicht ohnmächtig, sondern schaffte es irgendwie, mich äußerst kompliziert und ungelenk von

Ella und Bäri zu verabschieden. Dann rannte ich schnurstracks nach Hause.

Atemlos erzählte ich meiner Mutter, was geschehen war. Sie lächelte ihr seltsames Lächeln und meinte, ich solle mir keine Gedanken machen. Der Mann habe mich sicher nur ärgern wollen. Ich wollte das gerne glauben. Doch wenige Tage später, ich war mit meiner Mutter allein im Haus, betrat sie mein Zimmer. Ich saß am Schreibtisch, machte Schulaufgaben und fragte mich, was Mutter wohl von mir wollte.

Sie setzte sich auf mein Bett, das ich mit einem Überwurf zu einer Art Sofa hergerichtet hatte. „Komm mal zu mir, Johanna, ich möchte etwas mit dir bereden."

Ich stand auf, setzte mich zu ihr und sie begann, von meinem verstorbenen Vater zu erzählen. Ein Thema, das meine Mutter bisher tunlichst vermieden hatte, das mich jedoch noch immer tief schmerzte. Könnte ich mich jemals mit Papas Selbstmord abfinden?

Ich gab mir Mühe, nicht gleich loszuweinen. Und dann sagte sie einen ganz ungehörigen Satz: „Johanna, dein Vater war eigentlich nicht dein Vater. Du hast einen anderen Papa als deine Geschwister. Dein Vater lebt noch." Und als ob diese Nachricht nicht schlimm genug wäre, setzte sie noch eine obendrauf: „Weißt du, dein leiblicher Vater will nichts von dir wissen."

Ich blickte die Psychotherapeutin hilflos an, weil mich diese Tatsache erneut tief erschütterte, und sandte meinem Körper alle nötigen Signale, um konzentriert zu bleiben. Nur meine Nerven schienen ziemlich angespannt. Doch ich war in der Lage, weiter in meinem Unterbewusstsein zu graben, damit sich mein Gegenüber ein genaueres Bild von meinem seelischen Zustand machen konnte.

Matthias würde später sagen, dass die Therapeutin mit einem Lächeln in die Besprechung gegangen wäre und später mit einem Wow-Effekt herausgekommen sei, diesem: *Puh, was hat die junge Frau schon alles an furchtbaren Dingen erlebt.*

In einem Abschlussgespräch, gemeinsam mit Matthias, schlug sie eine Behandlung über mehrere Wochen vor. Sie meinte, da es sich bei mir um einen Extremfall handele, würde ich in einer betreuten Tagesklinik besser in den Alltag zurückfinden.

Das mochte aus Sicht der Therapeutin so sein, doch in mir sträubte sich alles gegen diesen Vorschlag und ich sagte schnell: „Ich fühle mich eigentlich ganz gut. Es geht sicher auch ohne einen solchen Aufenthalt. Ich komme schon klar.“

Die Frau schaute mich prüfend an, versuchte aber nicht, mich umzustimmen. Vielmehr händigte sie uns eine Liste mit Trauma-Therapeuten und Psychologen aus, die wir alternativ kontaktieren sollten.

Ich nickte freundlich, wusste jedoch, dass ich auch das nicht wollte. Überall lange Wartezeiten und überhaupt ... Ich bekäme sicher keinen Schnuppertermin, um festzustellen, ob derjenige mir sympathisch wäre, und nur gelegentlich ein Gespräch ... Was sollte das bringen?

Keine Ahnung, ob ich mir von dem Besuch in Bad Cannstatt viel versprochen hatte, womöglich schon. Hieß es nicht: *Geh zum Arzt, wenn du Hilfe brauchst?* Positiv schien mir jedenfalls, dass die Diagnose einer *dissoziativen Störung* untermauert worden war und Matthias nicht mehr gegen eine vermeintliche Epilepsie (Anamnese: Erstmanifestation einer Epilepsie ungeklärter Ursache) ankämpfen musste. Von seinen Recherchen und Gesprächen mit den behandelnden Ärzten hatte er mir erzählt. Mehrmals erzählt! Was gerade geschah, war mir schon klar, aber das Gestern hatte ich schnell wieder vergessen.

Wieder zu Hause schien mir nach wie vor alles fremd. Ich konnte nicht einmal Dinge, die mir gehörten, eindeutig zuordnen oder im Gedächtnis behalten. Ich lernte, ähnlich einem Kind, die Welt neu kennen, und guckte mir an anderen Menschen ab, was sie tun und wie sie es tun.

Da ich keinesfalls weder einen Kuraufenthalt antreten noch Zeit in einer Tagesklinik verbringen wollte, suchte ich mir einen Aushilfsjob in einem Möbelhaus, als Alibi sozusagen. Denn so konnte ich Matze gegenüber plausibel erklären, dass mir eine solche Herausforderung womöglich mehr helfen würde, als tägliche Gespräche mit einem Therapeuten. Nachdem die Entscheidung unumstößlich gefällt war, blieb mir nichts anderes übrig, als mich meinen Ängsten zu stellen, was hieß: Wie komme ich zu meiner Arbeitsstelle? Wer ist mein Ansprechpartner dort? Wie heißen die Kollegen und Kolleginnen? Was habe ich eigentlich zu tun?

Matthias stand mir unaufdringlich zur Seite, was ich ihm hoch anrechnete. Natürlich fiel ihm auf, dass ich mich völlig anders verhielt als früher und unter *gelegentlichen* Blackouts litt, weil ich immer wieder die gleichen Fragen stellte. Doch er ahnte noch immer nichts von meinem vollständigen Gedächtnisverlust, womit er anscheinend auch nicht rechnete.

Ich dagegen hatte nicht damit gerechnet, wie schwer ich mich in dem neuen Job tun würde. Ohne meine Navi-App auf dem Handy hätte ich niemals den Weg zum Möbelhaus gefunden. Dann aber musste ich irgendwie klarkommen und ich stellte mir selbst ein paar Regeln auf:

*Regel Nummer eins: Freundlich sein und immer schön lächeln, so werden dir die wenigsten Fragen gestellt, auf die du wahrscheinlich sowieso keine Antwort weißt.*

*Regel Nummer zwei: Immer den anderen ausreden lassen, interessiert zuhören und beim Thema bleiben, das wirkt nicht nur kompetent, sondern liefert dir womöglich interessante Informationen, die du dann hoffentlich nicht so schnell wieder vergisst.*

*Regel Nummer drei: Spiegele das Verhalten der Kunden, Kollegen und Kolleginnen wider, so lernst du die unterschiedlichsten Verhaltensweisen kennen – und zu unterscheiden, was „normal" ist und was nicht.*

Letzte Regel schien auch privat hilfreich, doch sie würde mich zu einer egoistischen und oberflächlichen Person werden lassen, die bei dem wichtigsten Menschen in ihrem Leben viel seelisches Unheil anrichten würde. Und das alles, weil meine Amnesie nicht entdeckt werden sollte, keinesfalls!

# Zweites Kapitel

## Matthias

Johanna, die ich liebevoll Jojo nannte, hatte sich verändert, zweifellos. Sie lächelte zwar oft, wirkte auf eine aufgesetzte Art fröhlich, doch ich spürte ihre Unsicherheit. Warum sagte sie mir nicht, was mit ihr los war? Warum vertraute sie sich mir nicht an? Manchmal, wenn ich sie unerwartet ansprach, ruhte ihr Blick auf mir, als sei ich ein Fremder. Ihr häufiges Schweigen schien mir der Hinweis auf etwas Dunkles in ihrem Leben, das sie vor mir zu verbergen versuchte. Aber wie weit gingen ihre gelegentlichen Blackouts wirklich? Oder stand es schlimmer um sie, als sie zugeben wollte?

Wenn ich Jojo auf dem Sofa sitzen sah, den Laptop auf dem Schoß als Alibifunktion, aber eigentlich vor sich hinstarrend, machte sich eine tiefe Melancholie in mir breit. Wie völlig anders hatte ich meine Freundin erlebt, damals bei unserem Kennenlernen auf einem Hardcore-Konzert. Ich hatte dort neben regionalen Rock- und Metal-Gruppen einen Auftritt mit meiner damaligen Band. Wir spielten eigene Hardcore-/Metal-Kompositionen ähnlich *Madball, First Blood* oder *Wisdom in Chains*. Danach mischte ich mich unters Publikum. Jojo, die sich mit Leuten unterhielt, die ich vom Sehen kannte, fiel mir sofort auf und ich dachte: *Was für ein bildhübsches, niedliches Mädchen, und dann trägt sie schon solche „Tunnels“.*

(Jojo war damals siebzehn Jahre alt und weil sie so zierlich wirkte, stach der Piercingschmuck in den Ohrläppchen ganz besonders hervor.)

*Wie mache ich die Kleine auf mich aufmerksam*, überlegte ich und rannte mehrmals so dicht an ihr vorbei, dass ich sie beim nahen Vorbeigehen unauffällig anstupsen konnte. Eigentlich eine blöde Idee. Doch sie reagierte und rief irgendwann in die Menge: „Welcher Idiot pikst mich ständig und rennt dann weg?"

Ich ging zu ihr hin, lächelte sie an und gab mich zu erkennen. Zwei Tage später hatten wir unser erstes Date. Demnach war die Idee mit dem Schubsen doch nicht so blöd gewesen.

Ich lieh mir von einem Freund ein Auto, packte Decken und ein Picknick ein und wir fuhren zu einer hinter einem Wald gelegenen Wiese. Nachdem wir uns dort ausgebreitet und etwas gegessen hatten, setzten wir das auf dem Konzert begonnene Gespräch nahtlos fort. Schnell fanden wir Gemeinsamkeiten, stellten fest, dass wir beide eine schwierige Kindheit hatten. Ich erzählte vom Leben mit meiner alkoholkranken Mutter. Jojo vom Selbstmord ihres Vaters, gewissen Schwierigkeiten mit ihrer Mutter und dass sie aktuell in einer Pflegefamilie lebte. Wir gingen beide nicht in Details, rissen die Ereignisse nur an, doch ich spürte, dass Jojo weitaus schlimmere Erfahrungen gemacht haben musste, als sie sich zu erzählen traute.

Es gab aber auch allgemeine Themen, die uns verbanden. Der bedrückende Zustand unseres Planeten zum Beispiel. Luftverschmutzung, Plastikmüll, Konsumwahnsinn und die

Unvernunft vieler Menschen, die sich wegen Kleinigkeiten streiten und gegenseitig das Leben schwer machen.

Nach diesem Date schien eigentlich schon klar, wir bleiben zusammen. Wir zogen dann relativ schnell, gemeinsam mit Joel, meinem besten Freund und Mitspieler in der Band, in eine Wohnung in Stuttgart, gründeten eine WG. Mittlerweile hatte Johanna ihre Mittlere Reife erlangt und ein Freiwilliges Soziales Jahr in der Diakonie in U. begonnen, wo sie körperlich beeinträchtigte Menschen betreute. Nach einer kurzen Unterbrechung als Tätowiererin wechselte sie dann zu einer anderen sozialen Einrichtung nach Stuttgart.

Sie erzählte mir oft, wie sie immer wieder versuchte, die Menschen in Rollstühlen, erblindet oder mit Altersgebrechen zum Lachen zu bringen, was ihr meist gelang. Sie war beliebt und kam mit ihrer freundlichen und zurückhaltenden Art gut an.

Nachdem wir längere Zeit zu dritt in der WG lebten – wobei Joel, der noch studierte und ein Semester in einer Behinderteneinrichtung verbrachte, oft nicht da war –, begann Jojo über Albträume zu klagen. Diese Träume häuften sich und überfielen sie fast jede Nacht – und das über Monate hinweg.

Zuerst dachte ich, dass es sich um ganz normale Albträume handeln könnte, bei denen alltägliche Dinge verarbeitet werden. Das Herz rast, der Atem geht schneller und die Beine brennen. Egal, wie schnell man davoneilt, es gibt kein Entrinnen, die Verfolger sind einem dicht auf den Fersen. Schließlich, im letzten Moment, das plötzliche Erwachen

und die Erkenntnis: *Gott sei Dank, es war alles nur ein Traum.*
Doch genauso verhielt es sich bei Jojo nicht.

Durch die Albträume wurden Erinnerungen an ihre Kindheit geweckt, die eine konstante innere Angst hervorriefen. Diese Angst nahm so große Ausmaße an, dass sie nur noch in meiner Anwesenheit schlafen konnte. Hatte ich Spätschicht, wurde es schwierig. Jojo fühlte sich nicht einmal mehr in der Lage, allein zur Toilette zu gehen. Unabhängig von den Träumen schien sie sich von etwas Unerklärlichem beobachtet und verfolgt, weigerte sich jedoch, darüber zu reden.

Jojos Gefühlszustände verschlimmerten sich, sodass ich mir ernsthafte Sorgen um sie machte. Ob ein Wohnungswechsel helfen würde? Zur Entscheidungsfindung trugen bei, dass Joel eine eigene, größere Bleibe gefunden hatte, aber vor allem, dass ich zufällig eine Wohnungsanzeige im Wangener Marktblatt entdeckte, die vielversprechend klang. Besichtigungstermin am gleichen Tag.

Ehrlich gesagt machten wir uns wenig Hoffnung, einen Mietvertrag für die helle, komfortable Neubauwohnung zu bekommen. Ich hatte als Tontechniker beim SWR nur einen Zeitvertrag vorzuweisen und Jojo verdiente als Absolventin eines Freiwilligen Sozialen Jahres lediglich ein Taschengeld. Fast schien es, als würde man uns die finanziell schwierige Situation ansehen. Denn als wir uns zur genannten Uhrzeit einfanden, trafen uns die abschätzenden Blicke der zahlreichen anderen Bewerber, so nach dem Motto: *Was wollen die denn hier?* Oder lag es an unserer Optik? Tunnels in den Ohrläppchen, Piercings im Gesicht und Tätowierungen auf der Haut.

Die Vermieter und Inhaber der Wohnung, ein Ehepaar, das in einem anderen Stadtteil viele Jahre erfolgreich eine Metzgerei betrieben hatte und für die besten *Hauswürstl im Ländle* bekannt war, teilte sich die Gespräche zwischen den Interessenten auf. Ich kam mit Frau König ins Gespräch und wir fanden sogleich einen Draht zueinander. Womöglich lag es an meinem Beruf, dass ich privat in einer Band spielte, sowie dem Hobby ihres Sohnes, der sich nicht nur für Musik interessierte, sondern gelegentlich als DJ tätig war. Frau König, eine freundliche, warmherzige und höfliche Frau mittleren Alters, gefiel, dass wir uns als „so junges Paar" für die Wohnung interessierten. Während wir gemeinsam von Zimmer zu Zimmer schlenderten, gab sie uns bereits Tipps, wie wir die Wohnung günstig einrichten könnten und wo wir auf Flohmärkten und Basaren fündig würden.

Die Zeit verging schnell und irgendwann war kaum noch jemand der anderen Bewerber zu sehen. Beim Abschied versprach uns die Vermieterin, mit ihrem Mann zu reden. Sie jedenfalls würde sich freuen, wenn wir in die Wohnung einziehen würden. Und was die Einrichtung beträfe, sollten wir es langsam angehen lassen. „Wissen Sie", sagte sie mit einem Augenzwinkern, „es muss ja am Anfang noch nicht gleich alles so perfekt sein."

Nach der Besichtigung hatten Jojo und ich ein gutes Gefühl, und wir fragten sogleich bei unserer Bank nach einem Einrichtungskredit nach, der tatsächlich bewilligt wurde. Und ja, wir bekamen die Wohnung. Und nicht nur das. Die Vermieter teilten uns mit, dass sie für uns die Mietkaution gesenkt hätten. Wir seien ja noch so jung und sie wollten uns nicht mit so hohen Kosten belasten. Das Geld könnten wir sicher gut für etwas anderes gebrauchen. Und so war es auch.

An einem Samstagvormittag fuhren wir in ein nahe gelegenes Möbelhaus und erstanden das Nötigste für die Wohlfühloase, wie wir unsere zukünftige Wohnung nannten. Allerdings hatten wir die Menge der Einkäufe unterschätzt. In den Kleinwagen, den ich über einen Carsharing-Anbieter besorgt hatte, passten die Pakete nicht hinein, und die für Kunden zur Verfügung stehenden Transporter waren alle vergeben.

Jojo schlug nach einigem Zögern vor, ihre Mutter anzurufen, damit sie uns mit dem komfortablen Auto ihres Lebensgefährten abholte. Ich fand die Idee super, denn es schien mir selbstverständlich, sich innerhalb der Familie zu helfen. Jojo dagegen wirkte erstaunt, dass ihre Mutter überhaupt zusagte.

Sie traf dann auch in kürzester Zeit ein, gemeinsam mit ihrem Lebensgefährten, und machte auf mich einen äußerst freundlichen und hilfsbereiten Eindruck. Auch wunderte ich mich ein wenig über die herzliche Begegnung zwischen Mutter und Tochter. Hatte Jojo nicht erwähnt, wie schwierig die Beziehung zur Mutter sei? Und dann war da noch eine Bemerkung Jojos, an die ich mich flüchtig erinnerte: „Wenn es darauf ankommt, kann meine Mutter Fremden gegenüber sehr überzeugend auftreten."

Neben der Vorfreude auf unsere gemeinsame Wohnung und den Umzugsvorbereitungen wie Kisten packen, sich von überflüssigen Dingen trennen und ich weiß nicht was alles, hielten Jojos Albträume an. Zusätzlich machte ihr der Kauf eines neuen Kleides Sorgen, denn die diamantene Hochzeit ihrer Großeltern mütterlicherseits stand an und zu diesem Fest waren wir beide eingeladen.

Während Jojo bei mir sofort akzeptierte, dass ich blaue Jeans und ein passendes Hemd tragen würde, also weder einen Anzug noch etwas besonders Stylishes, verbrachte sie Abend für Abend im Internet, um Kleidermodelle und Preise zu vergleichen. Sie, die auf Klamotten wenig Wert legte und sich in Jeans und T-Shirts am wohlsten fühlte, machte plötzlich ein riesiges Tamtam, auch weil das gute Stück ihre zahlreichen Tattoos verdecken sollte, die anscheinend innerhalb der Familie nicht gern gesehen waren. Ob die Ablehnung der Mutter, deren Schwester und Jojos Geschwistern mit dem neuapostolischen Glauben zusammenhing? Es hieß dort: Ist das Herz eines Menschen intakt, sind auch dessen Taten gut. Also würde sich demnach eine nach den Geboten lebende Person von vornherein kein Tattoo stechen lassen, oder?

Wie auch immer, Jojo setzte sich selbst unter Druck und ich vermutete, dass sie sich ihren Verwandten gegenüber, zumal sie längere Zeit in einer Pflegefamilie gelebt hatte, von ihrer besten Seite zeigen wollte, etwa: *Seht her, wie ich mich entwickelt habe und was für eine erwachsene, verantwortungsvolle und adrette Person ich geworden bin.*

Okay, das konnte ich nachvollziehen. Doch wir waren durch den Umzug knapp bei Kasse und die Kleider, die Jojo gefallen hätten, sprengten unser Budget ganz erheblich. Notgedrungen beschloss sie, ganz normale schwarze Jeans mit einer weißen Bluse zu tragen, was nicht nur nett aussah, wie ich fand, sondern auch die Tattoos verdeckte. Ob dagegen meine Tattoos verborgen waren, schien ihr völlig egal, was mich irritierte. Davon abgesehen fand ich Jojo wunderschön, egal wie sie sich kleidete.

Da das Kleiderproblem gelöst war, hoffte ich, dass Jojo sich bald besser fühlen würde, denn die diamantene Hochzeit mit Begegnungen aller Familienmitglieder schwebte wie ein Damoklesschwert über ihr. Von den zahlreichen Albträumen der letzten Wochen einmal abgesehen, wirkte sie verstört, kratzte sich immer wieder am Kinn, bis die Stelle blutete, hielt beim Sitzen schützend ihre Arme vor den Körper, wie ein völlig verunsicherter Mensch ... Jedenfalls kommt mir das gerade so in den Sinn, während ich das schreibe. Doch nichts schien sich zu bessern. Und eines Nachts wurde ich durch Jojos heftige Arm- und Beinbewegungen wach. Sie schmiss sich hin und her und nachdem ich Licht angemacht hatte, sah ich, wie ihr Gesicht verkrampfte.

Ich versuchte, Jojo wachzurütteln, und redete auf sie ein: „Hey, Schatz, was ist los, wach werden. Komm zurück!“ Meine Stimme drang erst nach mehreren Versuchen zu ihr durch und ich konnte spüren, wie sie langsam in die Realität zurückkehrte.

Sie schaute mich ganz seltsam an, so als wäre sie geschockt, mich zu sehen. Aber vielleicht war sie einfach nur verunsichert und wusste nicht gleich, wo sie sich befand, zumal wir erst kurze Zeit in der neuen Wohnung lebten.

Meine kleine Maus wirkte schlaff und erschöpft und plötzlich fasste sie sich an die Kehle, so als schnüre ihr etwas den Hals zu und sie bekäme keine Luft. Sie hustete mehrmals, versuchte, aus dem Bett zu kommen, um ins Badezimmer zu gelangen, brach kurz davor jedoch zusammen. Ich ging zu ihr hin, legte mich neben sie auf den Boden, umschloss sie mit meinen Armen und redete in ruhigem Ton auf sie ein. Jojo zitterte am ganzen Körper, weinte fürchterlich und verhielt sich so, als litte sie Todesangst. Mit Gesten gab sie mir zu verstehen, dass sie dringend zur Toilette müsse. Dort erbrach sie sich, schien alles aus ihrem schmächtigen Körper herauszuwürgen. Ich streichelte ihren Rücken, sagte: „Schatz, komm zurück aus deinem Traum. Es ist alles okay. Ich bin hier, dein Freund Matze. Alles wird wieder gut!“

Doch nichts wurde gut. Und bevor ich berichte, was an jenem Abend weiter geschah, möchte ich den Traum wiedergeben. Wobei es nicht verwundern mag, dass ich von dessen Inhalt erst Jahre später erfuhr.

Jojo erzählte ihn mir so: „Wir – also du und ich – fuhren zur diamantenen Hochzeit meiner Großeltern. Ich hatte schwarze Jeans und eine weiße Bluse angezogen, so wie ich es mir vorgenommen hatte. Meine Tattoos waren alle versteckt und das beruhigte mich. Du Matze, saßest am

Steuer des Wagens und sahst toll in deinem schicken Anzug aus, völlig ungewohnt für dich, als eher lässigen Typ.

An der neuapostolischen Kirche angekommen, schienen wir die letzten Gäste zu sein. Ich ließ meinen Blick schweifen. Wie großartig meine Verwandten aussahen: meine Großeltern, meine Mutter, ihre Schwester samt Familie, meine Geschwister ... einfach perfekt! Nur ich passte nicht wirklich in das Bild all dieser eleganten Menschen.

Wir begaben uns in die Kirche und jeder suchte sich seinen Platz, gemeinsam mit den übrigen Kirchgängern. Du und ich setzten uns weit nach hinten. Als endlich Ruhe eingekehrt war, begann meine Mutter zur Einstimmung die Orgel zu spielen. Die Anwesenden erhoben sich und sangen: *Was ich tief im Herzen trag*. Nun zogen die Amtsträger in das Kirchenschiff ein und der Gottesdienstleiter stellte sich hinter den Altar, um die Eingangsformel zu sprechen: ‚Im Namen Gottes, des Vaters, des Sohnes und des Heiligen Geistes ...' Eine Anrufung und Anbetung des dreieinigen Gottes und somit die Eröffnung eines würdigen Gottesdienstes, was hieß: *Gott ist anwesend! Er wacht über sein Volk. Er wacht über sein Wort*. Nun aber geschah etwas Beunruhigendes. Das sonst übliche Ritual begann ganz erheblich von den sonst geläufigen Gepflogenheiten abzuweichen, denn der Gottesdienstleiter verkündete: ‚Lasset uns heute vollbringen, was wir schon so lange ersehnt haben. SIE ist nun endlich zu uns gekommen ...' Er blickte in meine Richtung. ‚... Viel zu lange mussten wir warten und Leid und Sünden ertragen, von IHR verschuldet. Aber nun soll damit Schluss sein!‘ Hier machte er eine kurze Pause, um die Wirkung seiner Worte zu prüfen. Dann sagte er, und seine Stimme klang fast erleichtert: ‚Bringt SIE nach vorne, um IHRE Schuld zu sühnen, sodass wir wieder unsere Freiheit erlangen.‘

Alle Personen, die noch standen, drehten sich zu mir hin. *Mein Gott, sie meinen mich!*

Ich konnte mich vor Schreck nicht vom Fleck bewegen, wusste nicht, was ich tun sollte, und du, Matze, sahst mich mit genau demselben kalten Blick an, wie alle anderen.

Eine tiefe Angst kroch in mir hoch. Da griffen bereits Hände nach mir und drängten mich nach vorne, Richtung Altar. Während sich meine Gedanken überschlugen, um einen Fluchtweg zu finden, was unmöglich schien, streiften mich die hämischen Blicke der Anwesenden. Sie wussten genau, was mir bevorstand, und einige lösten sich aus den Reihen und folgten mir und meinen Peinigern. Vor dem Altar angekommen, rissen sie mir die Kleidungsstücke vom Leib, während die Personen, die mich nach vorne geschleppt hatten, mich mit festem Griff hielten. Bis auf meinen Slip, den ich anbehalten durfte, war ich nun nackt. Mehrere kräftige Männer brachten ein überdimensionales Kreuz und stellten es in eine zuvor gelöste Steinplatte mit entsprechender Vorrichtung, sodass es nicht kippte. Zwei Männer in dunklen Anzügen und mit blauen Krawatten, der Farbe der neuapostolischen Kirche, hoben mich hoch. Zwei andere, ähnlich gekleidet, erklommen eine Stufe, um mich besser zu erreichen und festhalten zu können. Andere wiederum begannen – ebenfalls von der Stufe aus – mich an den Händen festzunageln. Fast wahnsinnig vor Angst und vollkommen außer mir vor Schmerzen, versuchte ich auf einem dafür vorgesehenen kleinen Steg Halt mit meinen Füßen zu finden. Nur nicht abrutschen und dadurch das gesamte Gewicht auf die angenagelten Hände verlagern.

Ich weinte fürchterlich. Winselte um Gnade. Jeder Hammerschlag erzeugte Blitze in meinem Kopf, qualvoll und gleißend hell. Mir wurde schwindelig. Mein Bewusstsein begann zu flackern. Ich hyperventilierte, hoffte, ich würde gleich ohnmächtig, doch ich wurde es nicht. Vielmehr spürte ich jeden Nagel und fühlte mich bald wie eine offene Wunde. Rohes Fleisch, das weit auseinanderzuklaffen schien.

Zahlreiche Kirchgänger hatten mittlerweile einen Halbkreis um mich gebildet. Einer der Apostel, eigentlich mit der Aufgabe betraut, den Menschen das Heil in Jesus Christus anzubieten, verkündete diesmal jedoch weder dessen Tod noch die Auferstehung. Er spendete auch keine Sakramente, wie sonst üblich, sondern segnete eine Peitsche, die er zum Kreuz brachte. Dann sagte er salbungsvoll in die Menschenmenge hinein: ‚Nun dürft ihr alle Sünden von ihr nehmen, somit euch selbst befreien und von nun an endlich ohne Angst weiterleben.'

Meine Mutter trat als Erste nach vorne, nahm die Peitsche, drehte sich zu mir hin, sah mir kurz ins Gesicht und schlug auf mich ein. Dabei rief sie: ‚Endlich, endlich. Ich werde dich befreien – und damit werden auch wir unsere Freiheit erlangen!'

Nach meiner Mutter übernahmen weitere Familienmitglieder die Peitsche, es folgten Freunde und selbst du, Matze, beteiligtest dich.

Schnell war ich von Blut überströmt und selbst wenn ich mich nicht betrachten konnte, so wusste ich, ich war längst eine einzige offene Wunde. Jede Stelle meines Körpers schmerzte, jeder Schlag ließ mich zusammenzucken. Kaum auszuhalten, diese Qual. Dazu die leisen Gebete, die jeder für sich vor sich hin murmelte, was in meinen Ohren dröhnte und mich zusätzlich erschaudern ließ.

Fieberhaft überlegte ich, wie ich diese Grausamkeiten stoppen könnte. Schließlich sagte ich mit letzter Kraft, aber laut genug, sodass es alle hören konnten: ‚Es tut mir leid!'
In dem Moment ließen sie von mir ab, starrten mich an und sagten im Chor: ‚Keine Sorge, du bist bald befreit.'
So als wäre der Satz das Signal, begann jeder Einzelne mich anzuspucken. Das schmerzte meinen Körper zwar nicht, meine Seele dagegen umso mehr. Diese Verachtung. Diese vernichtenden Blicke.

Und schließlich das große Finale. Jemand hatte Reisig um das Kreuz herum ausgelegt und eine andere Person zündete es an. Die Hitze stieg schnell an meine Füße und ich begann, hilflos zu zappeln. Mein Anblick schien nichts als Freude bei den Anwesenden auszulösen, die lachten und fröhliche Lieder sangen. Mittlerweile spürte ich die Flammen nah an meinem Gesicht. Ich brannte lichterloh und schrie dabei vor Schmerz.

Auf einmal hörte ich jemand meinen Namen rufen, zuerst leise, dann lauter und immer deutlicher. Ich blinzelte mehrmals, blickte in ein fades Licht, und die Atmosphäre der Kirche mit all ihren Gräueln vermischte sich mit dem Anblick unseres Schlafzimmers. Dann erkannte ich dich, Matze, und deine Lippen formten immer wieder J-o-h-a-n-n-a !

Schon möglich, dass mir in dem Moment bewusst wurde, dass ich zu Hause im Bett lag, den Mann meines Herzens neben mir. Aber die erlittenen Schmerzen dauerten an. Ich habe die Qualen des Traums mit in die Realität genommen. Sie wollten einfach nicht aufhören.“

Im Rückblick erklärte der Traum Jojos Verhalten in jener Nacht. Ich konnte ihre Angst deutlich spüren, ihre innere Panik. Vor Furcht schien sie völlig erstarrt. Keinesfalls hätte ich sie dazu bewegen können, die Wohnung zu verlassen, zur nächsten U-Bahn zu gehen, um mit mir gemeinsam zu einem Notarzt zu fahren.

Von der Situation völlig überfordert, rief ich nach dem Rettungsdienst. Vorsorglich erwähnte ich, dass es sich um keinen akuten Notfall, sondern eher um eine Art Panikattacke meiner Freundin handelte.

Ich konnte mir Jojos Verhalten nicht anders erklären, als dass sie in Panik verfallen war. Oder kam ihre unkontrollierte Erregung eher einem Krampfanfall gleich? Ihrem Traum schien sie noch immer verhaftet und nicht in der Lage, sich daraus zu lösen. Sie hustete kräftig, begann zu weinen und ich versuchte, eher hilflos, weiterhin beruhigend auf sie einzureden. Nach einer Weile glaubte ich, folgende Worte zu hören: „Bitte lass es bald vorbei sein.

Du bist hier in Stuttgart. Matze ist da. Alles wird gut.“ So jedenfalls klang es für mich. Dann klingelte der Rettungsdienst an der Wohnungstür.

Die beiden Sanitäter versuchten, sich durch gezielte Fragen ein Bild von der Situation zu machen. Jojo hatte sich mittlerweile aufgerichtet und saß ängstlich und verstört auf der Bettkante. Der jüngere Sanitäter, vielleicht Ende zwanzig, bemühte sich um einen Dialog. Doch bis auf einen leeren Blick in unbestimmte Richtung kam nichts von Jojo. Keinerlei Reaktion. Daraufhin untersuchte er ihren Körper nach äußeren Verletzungen, maß den Blutdruck und leuchtete mit einer kleinen Lampe in die Augen, um zu testen, wie ihre Pupillen auf den Lichteinfall reagierten, um eine Hirnblutung oder Anzeichen eines Schlaganfalls auszuschließen.

Währenddessen erklärte ich dem älteren Sanitäter, stets mit besorgtem Blick auf Jojo, was passiert war. Da die Lage nicht klar einzuschätzen schien, beschlossen die beiden Helfer und ich, Jojo ins Krankenhaus zu bringen. Ich packte schnell ein paar Sachen zusammen und dann ging es los. Jojo ließ sich zwar irgendwie delegieren, schien das Geschehen aber nicht wirklich mitzubekommen. Sie starrte weiterhin ins Leere und ich musste sie mehrmals ansprechen, um eine Reaktion zu erhalten.

Wir fuhren nicht ins Hauptkrankenhaus, sondern in eines mit Notbetreuung und somit nur einem kleinen Team vor Ort. Alles verlief ganz entspannt, auch wenn Jojos Zustand als *akuter Notfall* eingestuft wurde. Ich erzählte dem behandelnden Arzt von dem Abend und wie ich Jojo erlebt hatte. Dabei nahm ich wahr, wie alle Lethargie von ihr abfiel, denn sie reagierte plötzlich abwehrend auf das von mir Erzählte. Fast schien es, als stiegen der erlebte Traum und alle dazugehörigen Gefühle erneut unangenehm in ihr auf. Gerade als ich sie darauf ansprechen wollte, wandte sich der Arzt an Jojo und sagte, wenn auch gut gemeint, diesen einen, verheerenden Satz: „Aber das war doch nur ein Traum und nichts Schlimmes." Was in Jojos Ohren wohl wie: *Ach, stellen Sie sich doch nicht so an*, klang. Denn Jojo nahm alles wörtlich. Alles. So gut kannte ich sie bereits. Gewisse Aussagen ihr gegenüber mussten stets interpretiert werden, sonst verfiel sie ins Grübeln und sah, wohl nach gelernten Mustern, ihr Verhalten als Versagen an.

Jojo fing dann auch schlagartig an zu zittern und brach in Tränen aus. Ich konnte förmlich sehen, wie sie den Traum, von dem ich zu dem Zeitpunkt nur wusste, dass er verstörend gewirkt hatte, noch einmal im Schnellverfahren durchlebte.

Wir, um Jojo herum, reagierten erschrocken, wobei ich sofort wieder in die Rolle des „Beruhigers" schlüpfte, vorsichtig ihre Hand nahm und leise, nah an ihrem Ohr, sagte: „Das hier ist ein sicherer Ort, mein Schatz. Alle Menschen wollen nur das Beste für dich. Du bist nicht in Gefahr ..."

Auch wenn ich bisher nur wenig aus Jojos Leben kannte, so war mir doch klar, dass ihr Traum und die daraus resultierende Panik mit alten Erinnerungen und Gefühlen

gekoppelt schien. Aussagen wie: „Das war doch nur ein Traum“, gingen jedenfalls gar nicht.
Jojo war schwer zu beruhigen und der Arzt veranlasste, ihr eine entsprechende Spritze zu verabreichen. Währenddessen redete ich weiterhin leise auf sie ein.

Später würde sie mir erzählen, dass sie ihren Kopf kaum hätte halten können. Gedanklich hätte sie sich zwar klar und wach gefühlt, ihren Körper jedoch als betäubt empfunden, trotz eines heftigen Zitterns. Nach der Spritze dann wäre es ihr vorgekommen, als würde sie auf einer Wolke schweben, so leicht und unbeschwert hätte sie sich gefühlt.

Trotz aller Bemühungen hatte ich das Gefühl, dass das Klinikpersonal Jojo nicht wirklich weiterhelfen konnte, auch wenn der Arzt mittlerweile erkannt hatte, dass es sich bei Jojos Symptomen wohl um tiefe, große Ängste handeln musste. Sie fragte ihn, ob es nicht irgendein Medikament gegen „schlechte Träume“ gäbe, was ihn seinem Gesichtsausdruck nach ziemlich irritierte, wie mir schien. Er verneinte dann auch und meinte, dass ihm außer Antidepressiva nichts Passendes einfallen würde.

Keine gute Antwort für Jojo, die sofort wieder in innere Panik verfiel, was aber nur ich bemerkte.

Eine halbe Stunde später verließen wir, mit einem Schlaf- und Beruhigungsmittel (Tavor) für den Notfall versehen und einer Krankmeldung für den nächsten Tag, die Notaufnahme. Ich hoffte, dass sich Jojos Zustand bessern und so schnell keine weitere Einlieferung in ein Krankenhaus folgen würde, doch da sollte ich mich täuschen.

# Drittes Kapitel

## Matthias

Und dann war er da: der Tag der diamantenen Hochzeit der Großeltern, vor dem sich Jojo so sehr gefürchtet hatte: Was ziehe ich an? Wie kann ich meine Tätowierungen bedecken? Was mache ich mit meinen Tunnels an den Ohrläppchen? Wie reagiert meine Mutter während der Familienfeier auf mich ...? Fragen, die mittlerweile beantwortet schienen, doch keinerlei Vorfreude aufkommen ließen. Ich sah es meiner kleinen Maus an, am liebsten hätte sie sich verweigert und wäre zu Hause geblieben. Das „dämliche Getue" (Originalton Jojo), so als seien sie alle eine zufriedene Großfamilie ohne jegliche Streitereien, stresste sie bereits im Voraus, und die erwartete Schauspielerei, wer nun den glücklichsten Familienteil darzustellen verstand, schien sowieso ein Wettbewerb.

Ich war gespannt und ging davon aus, dass alles nicht so schlimm werden würde, wie Jojo es vermutete. Merkte aber bereits während der Fahrt zum Wohnhaus und Treffpunkt der Großeltern (ein Kollege hatte mir seinen Kleinwagen geliehen), wie Jojo sich nervös am Kopf, im Gesicht und an den Armen zu kratzen begann. Außerdem jammerte sie, dass ihre Friseurin das eingefärbte Grün und Schwarz der Haare nicht völlig rausbekommen habe, was in ihren Augen „komisch" aussah und sicherlich entsprechend negativ rüberkommen würde.

„Ach, scheiß drauf", sagte sie plötzlich und schien auf einmal sehr selbstbewusst, zumal sie sich entschieden hatte, ihre Piercings keinesfalls zu entfernen.

Bei den Großeltern in S. angekommen, waren alle anderen Familienmitglieder bereits da. Die Stimmung wirkte ausgesprochen heiter auf mich. Selbst Jojo schien wie verwandelt und freute sich anscheinend ganz besonders, ihre Geschwister wiederzusehen. Selbst die Begegnung mit ihrer Mutter fiel zu meiner Verwunderung herzlich aus. Verwunderung deshalb, weil Jojo immer wieder betont hatte, wie konfliktreich die Beziehung in ihrer Kindheit gewesen sei. Aber mir gefiel es, alle so gelöst zu erleben. Und Jojo ließ sowieso nichts auf ihre Familie kommen. Nach außen hin jedenfalls nicht. Auch von mir hatte sie absolute Loyalität eingefordert. Denn niemand habe das Recht, etwas gegen ihre Verwandtschaft zu sagen, was immer derjenige gehört haben mochte. Niemand!

Es gab dann allerdings einen Moment, während dem die Großmutter Jojo zur Seite nahm – ziemlich barsch, wie es den Anschein hatte –, um mit ihr unter vier Augen zu sprechen. Danach schien meine Freundin wie verwandelt. Sie wirkte unwirsch, verärgert, und als wir wieder allein im Auto saßen, um zum Gottesdienst in die neuapostolische Kirche zu fahren, platzte es aus ihr heraus. „Stell dir vor", sagte sie empört. „Sie hat mich auf meinen Führerschein angesprochen, den ich vor einiger Zeit gemacht und von meinem kleinen Gehalt während des freiwilligen sozialen Jahres finanziert habe. Sie hat mir aber nicht dazu gratuliert, sondern gesagt, dass sie, da sie meinen

Geschwistern den Führerschein bezahlt habe, mir ebenfalls das Geld dafür geben wolle. Nur dürfe in meinem Fall der Opa nichts davon wissen.“ Jojo atmete kräftig ein und aus, so als könne sie den Vorfall kaum fassen: „Weißt du, noch bevor ich darüber nachdenken konnte, warum der Opa *in meinem Fall* nichts davon wissen soll, fragte sie nach den Kosten für den Führerschein, die ich ihr nannte. Ehrlich gesagt wollte ich nur schnell aus der Situation raus und mich nicht mit langen Erklärungen abgeben. Dann aber kam dieser unmögliche Satz von ihr. Sie wunderte sich nämlich, warum der Führerschein bei mir so teuer gewesen sei und ob ich sie vielleicht anlügen würde. Stell dir vor! Mich so etwas zu fragen, denn es gibt dafür eine simple Erklärung: Ich bin beim ersten Mal durchgefallen. Aber dass sie mich sogleich als Lügnerin hinstellt ...“

Jojo schien den Tränen nah und wirkte auf mich wie ein kleines Mädchen, das es gewohnt war, an allem schuld und grundsätzlich böse zu sein. Eine gebrochene Seele, die gelernt hatte einzustecken, sich nicht zu wehren und gewisse Dinge einfach zu akzeptieren.

An der Kirche angekommen und im Kreis der anderen Gäste, schlüpfte Jojo gleich wieder in die Rolle des gut gelaunten Familienmitgliedes, so wie sie es verinnerlicht hatte. Ich wusste, dass jedes Familientreffen für sie eine einzige Qual bedeutete und sie so etwas wie innere Freiheit nur dann verspürte, wenn sie ihr eigenes Leben leben konnte. Aber jetzt ...

Wenn ich den Gottesdienst und die anschließende Feier in einem sehr schönen und urgemütlichen Hotel auf der

Schwäbischen Alb reflektiere, dann sehe ich eine Jojo vor mir, die sich um *unerwünschte* Tätowierungen, *richtige* Klamotten und *passende* Haarfarbe keinerlei Gedanken mehr machte. Vielmehr folgte sie freudestrahlend den von Familienmitgliedern anlässlich des Festes vorgetragenen Liedern, Gedichten und einstudierten Sketchen, was mich wunderte – aber auch freute. Vielleicht beruhte alles auf Missverständnissen innerhalb der Familie. Vielleicht verhielt sich alles weniger tragisch, als sie es mir gegenüber angedeutet hatte. Vielleicht hatte sich sogar das Verhältnis zur Mutter gebessert. Sie hatten sich fröhlich umarmt, gelacht und viel zusammen geredet. Kurz: Jojo hatte wie ein sehr glücklicher Mensch auf mich gewirkt, und Probleme ... Welche Probleme?

Auf der Heimfahrt zeigte sich mir dann allerdings ein anderes Bild. Von der heiteren, aufgekratzten und vermeintlich glücklichen Jojo keine Spur mehr. Vielmehr sprach sie von purem Ekel, den sie empfunden habe, wegen all der Oberflächlichkeiten und dem elenden Wettbewerb, wer nun das beste Schauspiel einer intakten Familie abgeliefert habe. Sprach von fehlender Zuneigung und Herzenswärme, Gesichtern, die sie seit ihrer Kindheit kannte, aber eigentlich nicht mehr sehen wolle ...

Auf meine Frage, wie sie das denn alles durchgestanden habe, das hätte sie doch bestimmt viel Kraft gekostet, sagte sie: „Mit Alkohol.“ Und tatsächlich, ich hatte sie, während sie sich mit unterschiedlichen Leuten in geselligen Runden unterhielt, stets mit einem Sektglas in der Hand wahrgenommen. Und ja, meine Freundin hatte einen kleinen, sympathischen Schwips.

Am nächsten Tag, gegen sechs Uhr morgens, weckte mich Jojos unruhiger Schlaf. Gerade als ich mich zu ihr hin beugen wollte, um sie leise anzusprechen und zu beruhigen, schrie sie aus dem Schlaf heraus: „Das ist doch nicht euer Ernst?“ Sie schnellte hoch, fiel sogleich in ihre Schlafhaltung zurück, und als ich glaubte, sie würde sich entspannen, verkrampfte ihr Körper. Sie begann zu zittern, gab Würgegeräusche von sich und verdrehte die Augen, sodass ich lediglich die Sklera, also das Weiß, sehen konnte. War das eine Panikattacke? Ein Krampfanfall? Unweigerlich wurde ich an das Ereignis vor wenigen Tagen erinnert, als ich mir keinen anderen Rat wusste und in meiner Not den Rettungsdienst rief.

Doch diesmal schien es, dass ich selber Hilfe brauchte? Die innere Panik nahm immer mehr Besitz von mir, vor allem, weil Jojos Körper nicht aufhörte, sich zu verkrampfen. Jeder einzelne Muskel schien aufs Äußerste angespannt.

*Mein Gott, was, wenn sie jetzt stirbt? Kann man in so einem Zustand wirklich sterben?*

Jeder Moment, in dem ich hoffte und bangte, fühlte sich wie eine Ewigkeit an. Ich wusste einfach nicht, was ich tun sollte, wünschte mir ein Wunder, und jetzt bildete sich auch noch Schaum vor Jojos Mund. „Schatz, wach auf. Bitte wach auf!“, flehte ich leise. *Also doch einen Notarzt rufen, schnell!*

Ich wählte die Nummer, bat um sofortige Hilfe und begab mich danach umgehend zu Jojo, um ihr mit einem

Papiertaschentuch die Spucke aus den Mundwinkeln zu wischen und das von Schweiß und Speichel durchnässte Bettlaken zu säubern. Für einen Moment glaubte ich, dass sie sich entspannen und einschlafen würde, doch wenige Sekunden später stöhnte sie laut auf. Sie öffnete die Augen, sah mich an, schien mich aber nicht zu erkennen. Vielmehr wirkte sie, als sei sie besoffen. Ja, ich benutze dieses schreckliche Wort, weil sie sich kaum artikulieren konnte, dazu der leere Blick.

Immer wieder versuchte sie, mir etwas zu sagen, doch ich vernahm nur unverständliches Gestammel. Dann realisierte ich, dass sie sich erbrechen musste, und ich lief schnell los, um einen Eimer zu holen. Kurz darauf klingelte es.

Die Rettungssanitäter waren diesmal andere und brachten auch gleich einen Notarzt mit. Ich berichtete, was passiert war, und stellte mit Blick auf die letzte Notfallaufnahme die Vermutung an, dass es sich bei meiner Freundin um einen epileptischen Anfall handeln könnte. Im gleichen Moment kam mir der Gedanke, dass ich diesen Hinweis wohl besser unterlassen hätte. Legte ich hier womöglich eine völlig falsche Fährte?

Vermutlich hatten mich Erinnerungen an meine Kindheit zu der Vermutung gebracht. Meine Mutter hatte beruflich mit behinderten Menschen und unter anderem Epileptikern zu tun, sodass ich schon früh mit diesem Krankheitsbild in Berührung gekommen war. Es schreckte mich nicht, auch wenn es mir die Sorgenfalten auf die Stirn trieb. Denn die größte Auffälligkeit dieser Erkrankung scheint, dass die betroffene Person einen Anfall nicht vertuschen kann, da er einen plötzlich und nicht selten in der Öffentlichkeit trifft. Derjenige sollte demnach offensiv damit umgehen. Unweigerlich fragte ich mich, ob Jojo in dem Fall überhaupt noch allein aus dem Haus gehen könnte. Wäre das nicht zu riskant?

Während die Sanitäter Johanna beim Aufstehen halfen, die sich sehr schwach fühlte und über starke Kopfschmerzen klagte, rief ich beim Sender an, um mich zu entschuldigen. Keinesfalls würde ich es heute pünktlich zum Dienst schaffen. Wieder einmal packte ich ein paar Sachen für Jojo zusammen. Dass es mir selbst nicht gut ging, ließ ich außen vor. Dann fuhren wir im Rettungswagen zum Hauptkrankenhaus, einem Hospital, das sich auf „höchstem medizinischen und pflegerischen Niveau" befand, so hieß es zumindest.

Dort angekommen machte mir eine Krankenschwester schnell klar, dass ich als „kein direktes Familienmitglied" nicht bei den Untersuchungen dabei sein könne. Ich könnte meine Freundin jedoch gegen Mittag auf ihrem ihr dann zugewiesenen Zimmer besuchen. Zu diesem Zeitpunkt wären sicher alle notwendigen Checks abgeschlossen.

Ich verließ Jojo ungern, zumal sich das schlechte Gefühl wegen meiner leichtfertigen Aussage einer möglichen Epilepsie verstärkte. Was, wenn die Ärzte sich daran festbissen?

Dieser Gedanke verfolgte mich während meines gesamten Dienstes und ich war froh, als meine Schicht im Sender zu Ende war.

Wieder im Krankenhaus wurde Jojo – noch viel zu schwach zum Laufen – gerade in ihrem Bett von einem Pfleger herangerollt. Sie kam vom MRT, wie ich erfuhr, einer Magnetresonanztomografie, die krankhafte Veränderungen im Körper aufspürt, wie etwa Entzündungen, Verschleißerscheinungen oder Tumore.

*Gut, sie machen es hier gründlich,* stellte ich für mich zufrieden fest, strahlte Jojo an und sagte: „Ooooh, da ist ja meine süße Maus." Das Lächeln auf ihrem blassen Gesicht verzauberte mich, wie immer. Kein Vergleich zu der jungen Frau, deren Zustand mich vor wenigen Stunden veranlasst hatte, erneut den Rettungsdienst zu rufen. Im Rückblick eine gruselige Situation. Ich sprach Jojo darauf an, doch sie konnte sich an nichts erinnern. Nicht einmal an die Fahrt ins Krankenhaus.

„Und die Untersuchungen heute Vormittag, was wurde gemacht?"

Und da war er wieder, dieser Blick Jojos, der ins Leere ging. Sie zuckte die Schultern. „Ich wurde untersucht, ja, und da war ein junger Mann, der mich mit dem Bett durch zahlreiche Flure schob ... Jetzt bin ich wieder hier." Mehr war nicht aus ihr herauszubekommen. Sie schien mir wie ein völlig anderer Mensch: ausgetauscht, benebelt und auf eine seltsame Art zufrieden.

Mich rührte ihr Anblick zu Tränen. Obwohl ... nein, er verstörte mich. Vor allem, weil ich nicht wusste, ob ihr Zustand nun als gut oder schlecht einzustufen war. Und der Pfleger, den ich hätte fragen können, war längst wieder weg.

„Sei doch nicht traurig, alles wird wieder gut“, versuchte mich Jojo zu trösten. Dieser Satz machte mich nun völlig fertig. Waren solche beschwichtigenden Formulierungen nicht mir als ihrem Freund vorbehalten? Hatte ich genau diese Worte nicht erst beim Abschied heute Morgen zu ihr gesagt?

Was ich lediglich herausbekam, war, dass Jojo in der kommenden Nacht wach bleiben sollte. Eine Maßnahme, um ein Langzeit-Stress-EEG zu erzeugen und so – auch wenn es befremdlich klingen mag – im besten Fall einen weiteren Krampfanfall zu provozieren.

Jojos große Sorge war, dass sie es womöglich nicht schaffen würde, die Nacht über wach zu bleiben. Daher versprach ich ihr, ebenfalls nicht zu schlafen, um über Handy mit ihr zu kommunizieren und sie so wachzuhalten. Und genau hier könnte der richtige Zeitpunkt sein, um dem Leser oder der Leserin von Jojos Traum zu berichten, der den erneuten Krampfanfall ausgelöst hatte. Sie erzählte ihn mir geraume Zeit später etwa so:

„Ich stand im Wohnzimmer meines Elternhauses. Mein Blick ging zur Tür, wo ein Teil meiner Familie stand, also meine Mutter, ihre Eltern und die Eltern meines verstorbenen Vaters. Hinter ihnen drängten sich noch mehr Menschen, die ich allerdings nicht erkennen konnte und mir fremd schienen. Sie starrten mich seltsam an, blinzelten nicht. Nun begannen sie, auf mich einzureden. Ich verstand jedoch kein Wort, obwohl ich mir Mühe gab. Schließlich schloss ich die Augen, um mich besser konzentrieren zu können. Doch auch das half nicht. Jetzt wurden die

Stimmen unterschiedlich laut. Manche klangen so, als flüsterten sie direkt in mein Ohr. Ich konnte ihren Atem spüren. Noch immer mit geschlossenen Augen formte sich in meinem Inneren ein Bild. Ich erkannte ein süßes kleines Mädchen mit blonden, lockigen Haaren und in einem weißen Kleidchen. Es spielte auf einer Blumenwiese in der Nähe des Hauses. Ich konnte die unterschiedlichen Blumen förmlich riechen. Alles wirkte auf mich völlig real, zumal die Stimmen verblasst waren. Doch auf einmal verschwanden die Häuser und die Blumen begannen zu welken. Ich machte mir große Sorgen, auch um meine Familie. Hatten sie ebenfalls Angst? Ich spürte meinen Puls schneller werden, riss die Augen auf – und dann sah ich sie wieder: meine Familie und die zahlreichen Menschen hinter ihnen, doch niemand redete. Alle blieben still und starrten mich an. Plötzlich drückte das kleine Mädchen sich an der Gruppe vorbei und rannte zu mir hin. Doch was war mit ihrem hübschen Gesichtchen passiert, mit dem weißen Kleidchen? Überall entdeckte ich Schürfwunden und das Kleid war völlig verdreckt. Jetzt näherten sich die mir fremden Menschen und begannen erneut, in unterschiedlichen Lautstärken zu reden. Doch diesmal sprachen sie nicht zu mir, sondern zu dem kleinen Mädchen: ‚Du bist an allem schuld, du Bastard ... Du Teufelsbrut ... Wir sollten dich opfern ... Missgeburt ...' Obwohl sie auf das Mädchen einredeten, griffen sie jetzt nach mir, wollten mich von dem Kind wegziehen. Ich wehrte mich vehement und schrie: ‚Das ist doch nicht euer Ernst!'"

Das war der Satz, den ich neben Jojo liegend mitbekommen hatte. Daraufhin war sie hochgeschnellt, sogleich wieder in ihre Schlafhaltung zurückgefallen, sodass ich für einen Moment glaubte, sie würde sich entspannen, doch ihr Körper hatte sich verkrampft. Was folgte, war ein erneuter Hilferuf beim Rettungsdienst gewesen.

Mir war schnell klar, dass das kleine Mädchen in dem weißen Kleid die kleine Johanna symbolisierte, meine Jojo. Was musste sie in ihrer Kindheit alles mitgemacht haben, wenn sie im Traum noch immer von solch fürchterlichen Begebenheiten verfolgt wurde.

Doch zurück zum erneuten Krankenhausaufenthalt.

Ich war trotz des festen Willens, solidarisch mit Jojo zu sein, irgendwann eingeschlafen. Nach dem Erwachen blickte ich sofort auf mein Handy und las die Nachricht, dass Jojo es geschafft hatte, wach zu bleiben, indem sie stundenlang im Flur auf und ab gelaufen war. Das EEG würde gerade ausgewertet und das Ergebnis später bei der Visite durch den zuständigen Arzt mitgeteilt.

Nach der Arbeit besuchte ich Jojo im Krankenhaus. Was die medizinischen Untersuchungen und Tests betrafen, so lag allerdings kein neuer Befund vor. Nach wie vor lautete die Diagnose: *Epileptische Erstmanifestation ungeklärten Ursprungs.*

Jojos Mutter, die am Tag zuvor informiert worden war, kam zu Besuch und kümmerte sich um ihre Tochter. Auf mich machte sie den Eindruck einer besorgten Mutter, mit der Gabe, sehr gut zu beruhigen. Sie meinte nämlich, dass, wenn es sich bei Jojo um eine Epilepsie handele, sie trotzdem einen normalen Alltag führen könne, vom Fahren eines Autos einmal abgesehen. Es würde sicher alles gut.

Dass sie so hoffnungsfroh schien, gefiel mir, und auch Jojo blickte optimistischer als am Tag zuvor. Schließlich befanden wir uns mitten im Umzug von der WG in unsere neue Wohnung. Für die Schlüsselübergabe musste noch alles ausgeräumt und renoviert werden. Eine Menge Arbeit wartete auf uns. Dazu die finanzielle Belastung durch den Kredit für neue Möbel. Und wie es in meinem Job weitergehen würde, wusste ich auch nicht so recht. Ich hatte lediglich einen befristeten Vertrag. Wenn Jojo demnach schwer krank wäre ... nicht auszudenken.

Interessant fand ich zu beobachten, wie Mutter und Tochter miteinander umgingen. Liebevoll, oder? Obwohl ... es gab da einen Moment, in dem Jojo leicht zu weinen begann. Schließlich meinte sie zu ihrer Mutter, dass ihr langsam klar würde, wie schlimm die vergangenen Jahre für sie selbst im Elternhaus gewesen wären. Gleichzeitig könne sie verstehen, was sie, die Mutter, mit ihr als jüngster Tochter durchgemacht haben müsse.

Eine eigentlich harmlose Feststellung, die jedoch jede Menge Sprengstoff in sich barg, wie ich später erkannte. Hinter den so leicht dahingesagten Worten steckte nämlich das kleine Kind von damals, und Jojo durchlebte Augenblicke voller Vorwürfe, all das, was ihr jemals an den Kopf geworfen wurde, sinnbildlich gesprochen. Ob die Mutter das begriff?

Schon möglich. Denn während Jojo Richtung Wand blickte, so als liefe der Film ihrer Kindheit vor ihrem geistigen Auge ab, und sie versicherte, dass es ihr unendlich leidtäte, eine so „schlimme Tochter“ gewesen zu sein, wehrte die Mutter ihre Aussage mit einer freundlichen Geste ab. Jojo solle sich doch wegen all der Geschehnisse keinerlei Gedanken machen, das sei doch alles nicht so schlimm gewesen.

Hier stimmt etwas nicht, nicht wahr? Denn Jojo, die in ihrer Kindheit viel gelitten haben musste, verdrehte die Tatsachen, stellte sich als „schlimmes Kind“ dar, obwohl doch eigentlich die Mutter – so zumindest war es bisher bei mir angekommen – als überaus schwierige Person galt.

Ich tauchte nicht weiter in die Gedankengänge ein. Nur nicht die Dinge allzu negativ sehen. Es gab doch nur eines, was im Moment wirklich wichtig schien: Jojo musste wieder völlig gesund werden.

Als die Mutter und ich spätabends gemeinsam das Krankenhaus verließen, bot sie mir an, mich nach Hause zu fahren. Ich nahm dankend an, denn mir gefiel der Gedanke, weiterhin mit ihr zu plaudern. Auch wollte ich wissen, wie sie sich gab, wenn wir allein waren. Schließlich war ich der Freund ihrer Tochter.

Sie erzählte mir dann auch einige Episoden aus ihrem Leben. Berichtete über den Verlust ihres ersten Ehemannes, der gestorben sei, als Jojo fünf Jahre alt war, und den Jojo sehr geliebt habe. Sie meinte, er sei depressiv gewesen. Sie hätte sich viele Sorgen um ihn gemacht, habe ihm helfen wollen. Doch mit einer Therapie hätte er sich schwergetan ... Die guten und schlechten Phasen in seinem Leben hätten sich deshalb immer wieder abgewechselt.

Sie weinte ein wenig, während sie das sagte. Denn in einer wiederholt schlechten Phase hätte sie ihm erneut geraten, sich einer Therapie zu unterziehen. Diesmal hätte er sogar zugestimmt. Doch dann, eines Abends – sie sei nicht da gewesen – hätte er sich unter dem Vorwand, zu einer Spätschicht eingeteilt zu sein, von jeder seiner Töchter persönlich verabschiedet, hätte das Haus verlassen und sich am „Aussichtspunkt" das Leben genommen. Sein Tod wäre insbesondere für Johanna ein schlimmer Verlust gewesen.

Ich kannte die Geschichte in etwa von Jojo. Sie aber jetzt von ihrer Mutter zu hören, dazu mit Details, ließ ein etwas klareres Bild entstehen. In jedem Fall wurde mir bewusst, was für ein schwerer Schicksalsschlag das für meine Freundin gewesen sein musste. Ein sicherlich traumatisches Ereignis.

Wir waren vor meinem Wohnhaus angekommen. Ich musste heftig schlucken, verabschiedete mich tief betroffen, wünschte Jojos Mutter alles Gute und betrat das Treppenhaus.

Oben, in der Wohnung, ignorierte ich, dass ich eigentlich Kisten packen müsste, um den bevorstehenden Umzug vorzubereiten. Stattdessen setzte ich mich an den Laptop und begann im Internet zu recherchieren. Dass Jojo aus einem Traum heraus einen epileptischen Krampfanfall erlitten haben sollte, schien mir nicht plausibel. Davon abgesehen fand ich auch keine ähnlichen Begebenheiten. Allerdings stieß ich auf den Begriff „dissoziative Anfälle".

Dissoziative Anfälle oder auch funktionelle, psychogene nicht-epileptische oder pseudo-epileptische Anfälle hätten stets psychische Ursachen (veränderte Lebenssituation, Stress, ein größerer Verlust) und seien ein Schutzmechanismus des Gehirns. Sie seien sowohl Ursachen als auch Symptome.

Die angeführten Verhaltensweisen trafen ziemlich genau auf Jojo zu. Zum Beispiel hätten betroffene Personen während eines Anfalls eine geringe Kontrolle über ihren Körper, verlören das Bewusstsein, wirkten geistig abwesend, seien verwirrt oder hätten keinen Bezug mehr zur Umwelt. Es könne zu schüttelnden, krampfartigen oder anderen untypischen Bewegungen der Gliedmaßen oder des Kopfes kommen.

In weiteren Artikeln stand, dass sich nur wenige Kliniken darauf spezialisiert hätten. Daher käme es immer wieder vor, dass betroffene Personen auf eine falsche Erkrankung hin behandelt würden.

*Aha,* dachte ich, *ein wichtiger Hinweis.* Denn sollten die Ärzte kurzfristig keine stichhaltigen Beweise für eine Epilepsie liefern, könnte es sich bei Jojo um eine dissoziative Störung handeln.

Am nächsten Morgen schrieb ich Jojo sogleich eine Nachricht auf ihr Handy und informierte sie über meine Recherchen. Zusätzlich hatte ich mich bei verschiedenen Kliniken in deren Berichte eingelesen, um weitere Details zu erfahren.

Offen gesagt, konnte mir Jojo noch nicht so ganz folgen, auch wenn sie meine Erklärungen für plausibel hielt. Ich musste daher unbedingt mit den behandelnden Ärzten sprechen.

Das versuchte ich am Nachmittag. Meiner Vermutung einer dissoziativen Störung begegnete die Stationsärztin allerdings vorsichtig. Erst einmal müsse man meine Freundin stabilisieren, bevor man einem anderen Krankheitsbild die Aufmerksamkeit schenke. Zudem sei der Verdacht einer Epilepsie ja noch nicht ausgeräumt.

Jojo wurde am nächsten Tag mit der Feststellung einer „ersten generalisierten Epilepsie" entlassen. Wortwörtlich hieß es: *Nach der Anamnese und bei deutlichem CK-Anstieg (Enzym für die Diagnose von Schädigungen der Herz- und Skelettmuskulatur) handelt es sich um eine erste generalisierte Epilepsie. Klinisch-neurologisch unauffällig. Das CMRT (Schädel-MRT) mit speziellen Schichtführungen zur Epilepsiediagnostik war ohne Nachweis struktureller* ... und so weiter.

Empfohlen wurde eine fachneurologische Weiterbehandlung durch einen namentlich benannten Kollegen und unter anderem eine Dosissteigerung von Lamotrigin. Und ja, eh ich es vergesse und sicher keine gute Nachricht für Jojo, die kürzlich erst ihren Führerschein gemacht hatte, sie wurde wegen befürchteter weiterer Anfälle und bestimmter Medikamente für ein Jahr als fahruntauglich erklärt.

Wieder zu Hause stand Jojo völlig neben sich. Sie schien durchgängig wie benebelt, konnte sich keine fünf Minuten lang etwas merken. Ihr fiel es sichtlich schwer, sich an

Gesichter zu erinnern, und von einer Gesprächsführung will ich hier gar nicht reden. Für meine Begriffe wirkte sie, als sei sie ständig betrunken. Nein, sie lallte nicht, aber ihr stetiges leichtes Grinsen und ihre „Alles-Easy-Stimmung“ gaben mir zu denken.

Jojo so zu erleben festigte in mir die Vermutung, dass die Diagnose „einer ersten generalisierten Epilepsie“ keinesfalls zutreffen konnte. Sie passte nicht zu Jojos Verhalten und schon gar nicht zu einem Krampfanfall aus dem Schlaf heraus. Was war mit ihren Panikattacken, ihren teilweise extremen Wutausbrüchen, mit denen sie seit Entlassung aus dem Krankenhaus die Atmosphäre des Zusammenlebens vergiftete, dazu die immer wieder auftauchenden Albträume? Faktoren, die meine Zweifel untermauerten, dass die Krampfanfälle nicht neurologischen Ursprungs sein konnten.

Doch ich greife vor, denn direkt nach Jojos Entlassung aus dem Krankenhaus stand unser Umzug in die neue Wohnung an.

Nein, Jojo konnte nicht helfen. Sie fühlte sich sehr schwach, „schwummrig“, wie sie sagte, und lag eingerollt in einer Decke auf dem Sofa. Von dort aus verfolgte sie, wie mein guter Freund Felix und ich Umzugskartons packten, die ich an mehreren Abenden aus der Wohnung holen würde, aber vor allem schwere Sachen wie zum Beispiel die Waschmaschine nach unten in Felix‘ Auto hievten.

Habe ich gerade „verfolgte“ geschrieben. Nein, das trifft nicht den Punkt. Jojos Blick schien leer und was sie überhaupt mitbekam ... schwer zu sagen.

Die Tage darauf half ein Arbeitskollege mit großem Herz, großem Auto und entsprechendem Anhänger mit, die restlichen sperrigen Gegenstände aus der alten in die neue Wohnung zu bringen. Jojo wirkte zwar noch immer ziemlich kraftlos, gab sich jedoch Mühe, alle ankommenden Sachen einzusortieren und bei der Aufstellung der Möbel zu helfen. Sie schien weniger vom Umzug an sich erschöpft als vielmehr von den Anfällen und Albträumen.

Ihr eigenartiges Verhalten, wie ich es hier einmal nennen möchte, gipfelte in dem Wunsch, unbedingt (!) mit ihrer Mutter telefonieren zu wollen. Es war dieses Strikte in ihrer Aussage, was mich aufhorchen ließ. In Jojo schienen plötzlich so viele Schuldgefühle und so viel Trauer aufzusteigen, kaum auszuhalten. Sie musste etwas loswerden. Jetzt. Sofort.

*Natürlich kann sie ihre Mutter anrufen, warum geht sie die Sache so theatralisch an*, überlegte ich. Da hatte sie auch schon das Handy in der Hand. Sie sagte nicht einmal „Hallo“, sie begann sofort, sich gefühlt tausendmal zu entschuldigen. Dann heulte sie los, nahm alle Schuld von *damals* auf sich. Und während ich noch überlegte, von welcher Schuld genau sie sprach, konnte ich mithören, wie die Mutter am anderen Ende der Leitung leise, aber für mich verständlich, sagte: „Ja, du hast recht. Schön, dass es dir endlich klar wird.“

Jojos Gesicht schien zu erstarren. Hatte sie eine andere Antwort erwartet? Hatte sie sich gewünscht, dass die Mutter das Gegenteil behauptete, ähnlich wie sie im Krankenhaus beschwichtigt hatte. *Ach, das ist doch alles nicht so schlimm gewesen!*

Nach Ende des recht kurzen Telefonats hatte ich das Gefühl, dass Jojo Verständnis brauchte, und ich versuchte, mit ihr zu reden. Sie wollte aber nicht sagen, was ihr genau durch den Kopf ging. Wollte die Dinge für sich behalten, zu dem Zeitpunkt jedenfalls. Was sie allerdings stetig wiederholte, war der Satz: „Ich habe jetzt endlich verstanden, es ist alles meine Schuld."

Auch wenn ich die Worte kapierte, verstand ich nur Bahnhof. Zudem wechselte Jojos Stimmung im Minutentakt und sie führte Selbstgespräche, die für mich wenig Sinn ergaben.

Was ich dann aber doch herausbekam, war, dass sich Jojo am Tod ihres Vaters schuldig fühlte. Dass sie glaubte, er hätte sich wegen ihr das Leben genommen, und dass sie davon überzeugt schien, dass zahlreiche Menschen wegen ihr leiden mussten. So zumindest reimte ich mir ihre gestammelten Satzfragmente zusammen.

Es fand dann kurzfristig ein persönliches Treffen zwischen Mutter und Tochter statt, dringend gewünscht von Jojo. Da sie aber voller Ängste steckte und keinesfalls mit ihrer Mutter allein sein wollte, bat sie mich und meinen Freund Felix hinzu. Wir saßen also am Sonntagmittag alle gemeinsam in unserer neuen Wohnung beisammen. Wie ich die Lage einschätzte, ging es Jojo bei diesem Gespräch aber nicht nur um den Tod ihres Vaters und den Inhalt seines Abschiedsbriefes, den nur die Mutter kannte. Vielmehr wollte sie das Verhältnis ihrer Mutter zu ihr und den anderen Geschwistern ansprechen, Familienprobleme und Streitereien, die sie noch heute zu verfolgen schienen und in Albträumen immer wieder durchbrachen. Ich glaube, sie wollte alles wissen, alles, was in ihrer Kindheit schiefgelaufen schien. Denn tief in ihrem Herzen, das hatte ich längst erkannt, wünschte Jojo sich eine Familie, die von Herzen liebte, sich gegenseitig vertraute und Hoffnung schenkte. War das zu viel verlangt?

Anscheinend ja, denn das Gespräch lief nicht so, wie Jojo es sich vorgestellt hatte. Die Mutter lenkte das Thema sogleich auf die ihrer Meinung nach nötigen Therapien für Jojo, erzählte, was seinerzeit bei ihr geholfen habe. Sie hörte ihrer Tochter kaum zu, bemerkte nicht einmal, wie diese sich immer mehr am Rand des Sofas festhielt, völlig verkrampft, den Blick verstört auf den dicken Ordner gerichtet, den die Mutter mitgebracht hatte, voll mit Diagnosen und Therapievorschlägen.

Ich konnte förmlich sehen, wie der Ekel in Jojo aufstieg, ein innerer, über die Jahre angewachsener Hass, der all ihre Muskeln verspannen ließ. Noch ein Wort der Mutter, noch ein weiterer Satz, noch eine belehrende Bemerkung und ... Plötzlich konnte ich mir bei Jojo jede noch so absurde Reaktion vorstellen, jede noch so entsetzliche Handlung, nur damit die Mutter endlich zu reden aufhörte.

*Sei still. Sei endlich still. Ich ertrage es nicht mehr!,* stand nur für mich sichtbar auf Jojos Stirn geschrieben. Doch auch Felix begriff, dass hier so einiges schieflief. Kurzerhand unterbrach er die Mutter, meinte, dass wir für heute doch erst einmal genug geredet hätten und Schluss machen sollten. Für Johanna sei das noch alles zu viel.

Die Mutter stimmte zu, stand ohne zu zögern auf, nahm den Ordner unter den Arm, verabschiedete sich flüchtig, ohne Jojo einen weiteren Blick zu schenken, und verließ uns. Beim Zuschlagen der Wohnungstür atmete meine Freundin erleichtert auf. Doch das Gespräch hatte nichts gebracht. Keines der für sie wichtigen Themen war angesprochen und diskutiert worden. Sie wirkte enttäuscht, traurig, war wütend auf sich selbst und ich glaube, sie bereute, die Mutter eingeladen zu haben.

Da ich am Telefon das Schuldeingeständnis Jojos mitbekommen hatte, es aber nicht einordnen konnte, versuchte ich das Verhalten der Mutter zu deuten. Gemessen an ihrer Körpersprache und dem Monolog über Therapien, schien sie ihrer Tochter sagen zu wollen: *Johanna, ich akzeptiere deine eingestandene Schuld. Aber stell bitte keine weiteren Fragen zu dem, was damals passiert ist. Unterdrücke das Alte und schaue nach vorne. Ich als deine Mutter steh dir bei.*

Später, als ich etwas mehr aus Jojos Leben wusste, würde ich diese Aussage ergänzen. Denn aus Sicht der alleinerziehenden Mutter empfand sie die Kinder in jungen Jahren als schwierig. Warum? Weil sie nicht kommentarlos auf sie hören wollten. Und weil sie ihr für so manches unberechtigterweise die Schuld gaben. Die Mutter fühlte sich nicht wertgeschätzt, da sie ihrer Meinung nach stets das Beste für ihre Kinder gab. Andererseits fühlten sich die Töchter gemaßregelt. Alles, was sie taten, schien grundsätzlich falsch. Empfindlichkeiten und Missverständnisse auf beiden Seiten.

Aber ich will nicht neunmalklug daherreden. Noch wusste ich zu wenig aus Jojos Vergangenheit und die wenigen Fragmente, die ich bisher mitbekommen hatte, ergaben kein eindeutiges Bild. Das Verhältnis war zerrüttet. Eine Feststellung, die mich erneut zum Nachdenken brachte. Wie konnte ein damals so kleines Mädchen wie Jojo denn so viel Scheiße bauen, dass eine solche Zerrüttung über die Jahre hin überhaupt möglich schien?

Vielleicht machte sich Jojo ähnliche Gedanken, denn am darauffolgenden Montagabend wurde sie mit heftigen Phantomschmerzen und dem Gefühl, ersticken zu müssen, durch meinen Freund Felix und in meiner Begleitung in die Notaufnahme des Krankenhauses gebracht, dem gleichen, aus dem sie kürzlich entlassen worden war.

Die Symptome beschrieb mir Jojo so: „Ich fühle mich seelisch und körperlich am Ende. Glaube sogar, von innen heraus zu brennen. Mir tut alles weh. Ich kann mich weder auf den Beinen halten noch kann ich liegen. Ich bin müde, unendlich müde. Nur die Schmerzen halten mich wach. Und dann der Schüttelfrost. Gleichzeitig sind meine Klamotten durchgeschwitzt. Ich fühle mich mit allem überfordert. Habe Angst, in Panik zu geraten, denn die Luft zum Atmen scheint immer weniger zu werden. Mir ist, als würde jemand auf meiner Brust sitzen. Deshalb versuche ich mich in sitzender Position so wenig wie möglich zu bewegen. Aber was ich auch tue, alles scheint sich zu verschlimmern ...“

Im Krankenhaus erklärte ich, was seit dem letzten Anfall und der Entlassung passiert war und wie sich Jojo meiner Meinung nach verhalten hatte. Dabei erwähnte ich den ständigen Wechsel von Gefühlsausbrüchen, ihre Blackouts, die Teile ihres Lebens völlig verschwinden ließen, und regelmäßigen Albträume. Auch stellte ich die Frage in den Raum, ob ihr Zustand womöglich auf die verordneten Medikamente zurückzuführen sei. Meine Freundin würde immer wieder über Kontrollverlust klagen. Oft fühle sie sich so, als hätte eine andere Person ihren Körper übernommen und ihre eigene Persönlichkeit würde mehr und mehr zurückgedrängt.

Ich weiß nicht, wie das in den Ohren des untersuchenden Arztes klang. Er empfahl jedenfalls eine stationäre Aufnahme für einige Tage, dem ich sofort zustimmte.

Jojo schien davon nicht so begeistert, auch weil wir diesmal keine Nottasche mitgenommen hatten und sie sich in ihren durchgeschwitzten Klamotten unwohl fühlte. Doch die Tasche würde ich nachreichen. Wichtig schien mir zunächst einmal ärztliche Hilfe, dass wir von der Erstmanifestation einer Epilepsie wegkamen und über dissoziative Störungen redeten.

Am nächsten Tag besuchte ich Jojo sogleich nach meinem Dienst. Ich fand sie im Zimmer schlafend vor, setzte mich neben ihr Bett, betrachtete meine kleine Maus mit einem warmen Gefühl, nahm ihre Hand und sagte leise: „Hey Schatz, wie geht es dir?“

Sie öffnete die Augen und blickte mich völlig irritiert an, so als sei ich ein fremdes Wesen, nicht einzuordnen. Sie versuchte sogar, mir ihre Hand zu entziehen. Ich hielt sie fest, führte sie kurz an meine Lippen und küsste die Fingerspitzen. „Ach, Johanna ...“, entschlüpfte es mir besorgt, obwohl ich sie meistens Jojo nannte.

Da ich spürte, wie müde und erschöpft meine Freundin war, stellte ich keine weiteren Fragen. Was ich wissen wollte, würde ich später mit den behandelnden Ärzten klären. Ich erzählte ihr von meinem Tag, ließ ein paar lustige Erlebnisse einfließen, wobei ich sie immer wieder verstohlen musterte. Mir gefiel ihre Reaktion nicht, die seltsamen Fragen, die sie mir stellte, so als hätte sie keine Ahnung, was eigentlich los war. Dazu ihre aufgesetzte Fröhlichkeit. Sie lachte immerzu und manchmal zweifelte ich, ob sie bewusst Witze machte, um mich auf den Arm zu nehmen oder versteckt etwas herausbekommen wollte. Wusste sie nicht mehr, wie ich hieß? Hatte sie meinen Spitznamen vergessen? Vorsichtshalber erzählte ich ihr aus unserem Leben, dem Umzug in die neue Wohnung und ihrer vermutlichen Erkrankung. Unter gelegentlichen Blackouts hatte sie ja bereits vor Einlieferung in die Klinik gelitten. Immer wieder war es vorgekommen, dass sie nicht mehr gewusst hatte, wo sie sich befand, warum etwas geschah und wer sie überhaupt war.

Später, während einer Unterredung mit dem behandelnden Arzt, setzte ich mich für ein Gespräch in einer der Klinik angeschlossenen psychosomatischen Einrichtung in Bad Cannstatt ein, auch weil ich dem Medikament misstraute, das Jojo seit dem letzten Krampfanfall nahm. Meine These: *Meine Freundin ist keine Epileptikerin. Sie leidet unter dissoziativen Störungen!*

Ein Transport nach Bad Cannstatt schien aus internen Gründen jedoch nicht so schnell möglich. Es ergab sich dann ein eher inoffizielles Gespräch zwischen Jojo und mehreren Ärzten, die versuchten, durch behutsame Fragen über ihre Vergangenheit und insbesondere Kindheit in ihr Seelenleben einzudringen. Ich wartete auf dem Flur, erfuhr nichts von dem Inhalt des Gesprächs, registrierte jedoch, dass einige der teilnehmenden Ärzte und Pfleger mit völlig schockiertem Gesichtsausdruck – und in einem Fall sogar weinend – nach geraumer Zeit aus dem Zimmer kamen. Was jedoch zu mir drang: Das Ärzteteam sprach mittlerweile von einer *dissoziativen Störung*, und sie hielten Jojo für mehrfach schwer traumatisiert.

Ich war erleichtert, das zu hören, denn so hatte ich eine Erklärung für Jojos Angst- und Panikattacken sowie die in letzter Zeit ausgeprägten Stimmungsschwankungen und ihres teils aggressiven Verhaltens mir gegenüber.

Kurz darauf dann der Tag, an dem sich Jojo – ungeduldig und anscheinend voller Vorfreude auf unser neues Zuhause – selbst aus dem Krankenhaus entließ. Okay, so einfach war die Entlassung dann doch nicht, denn ich musste einer Ärztin versprechen, mich persönlich um einen Termin in Bad Cannstatt zu kümmern.

Leider konnte ich Jojo aus beruflichen Gründen nicht abholen, was mir große Sorgen bereitete. Sie schien mir nicht in der Verfassung, den Weg mit der U-Bahn allein zu schaffen, hatte den Ärzten und mir gegenüber sogar eine geistige Verwirrung eingestanden. Und dann erreichte mich auch bald ein Anruf, der mir die schlechte Verfassung meiner Freundin bestätigte: „Hey, ich steh vor unserer Haustür“, sprudelte es atemlos aus ihr heraus, nachdem ich mein Handy abgenommen hatte. „Hier stimmt was nicht. Kein Schlüssel passt.“

„Hä“, reagierte ich bestürzt, „wie kann das sein. Wo bist du denn?“

Sie nannte mir die Adresse.

„Oh Scheiße, Schatz. Du stehst vor unserer alten Wohnung. Wir sind umgezogen und du musst ganz woanders hin.“ Ich sagte es ziemlich aufgeregt und überlegte, wie ich die Situation für sie lösen könnte.

„Wie, was heißt, woanders hin?“ Jojo fing an zu heulen und meinte schniefend: „Ich weiß einfach nicht, wo ich bin? Was soll ich bloß machen?“

Fast panisch ratterte es durch meinen Kopf: *Was ist da los? Wieso weiß sie nicht, wo sie ist? Warum hat sie sich nicht schon früher bei mir gemeldet?*

Ihr Zustand schien schlechter, als ich ihn mir vorgestellt hatte. Und ich hier im Job, unabkömmlich.

Einer meiner Kollegen rief dann auch dringend nach mir und ich sagte schnell ins Handy: „Du, ich muss weitermachen, aber ich schick dir gleich per SMS die Adresse.“

Wenige Sekunden später hatte ich die wichtigsten Infos übermittelt, inklusive einer knappen Erläuterung, um zu dem neuen Haus zu gelangen.

Jojo schaffte es wohl irgendwie und ich reagierte erleichtert, sie Stunden danach zu Hause auf dem Sofa vorzufinden, erschöpft aber in Sicherheit.

Wenige Tage später fuhren wir dann gemeinsam in die psychosomatische Klinik nach Bad Cannstatt. Gott sei Dank hatten wir einen Termin erhalten, denn Jojo klagte immer wieder über Schwindel, fühlte sich müde und erschöpft und konnte trotzdem nachts nicht schlafen. Dazu ihre Angstzustände, weil sie befürchtete, jemand Fremdes wäre vielleicht in der Wohnung. Sorgen, die ich nicht nachvollziehen konnte. Wer, außer mir, sollte sich hier schon aufhalten. Allerdings, so fand ich, könnte Jojo etwas netter zu mir sein. Verbal ging sie mich ziemlich aggressiv an. Ein Zustand, der sich hoffentlich bald wieder ändern würde.

Was mir von Bad Cannstatt im Gedächtnis geblieben ist? Jojos Sorge, ihr Seelenleben in einem kameraüberwachten Besprechungsraum bloßlegen zu müssen. Ihre Angst, in größerer Runde über ihre persönlichen Probleme zu reden. „Das ist ein No-No-No-Go für mich, Matthias!“, sagte sie immer wieder.

Ich hatte kapiert und versuchte sie zu beruhigen, versicherte, dass nichts geschähe, mit dem sie nicht ausdrücklich einverstanden sei. Gott sei Dank schien ihr die Psychotherapeutin, mit der sie das anberaumte Erstgespräch führen sollte, sympathisch. Ich tauschte mich kurz mit ihr aus, schlug vor, an dem Gespräch teilnehmen zu dürfen, da meine Freundin psychisch schwer vorbelastet sei, was sie anscheinend gut verstehen konnte, aber strikt ablehnte. Sie versprach mir jedoch, „sehr lieb“ mit Jojo umzugehen. Ich solle mir keine Sorgen machen.

Was ich erneut für mich registrierte, war eine Veränderung nach dem Gespräch, ähnlich wie ich es während der informellen Runde in der Klinik in Stuttgart bei den Ärzten und den Pflegekräften erlebt hatte. Die Therapeutin hatte den Raum mit einem Lächeln betreten und war später mit einem Wow-Effekt herausgekommen, diesem: *Puh, was hat die junge Frau schon alles an furchtbaren Dingen erlebt.* In einem Abschlussgespräch, an dem ich teilnehmen durfte, schlug sie eine Behandlung über mehrere Wochen vor. Sie meinte, da es sich bei meiner Freundin um einen Extremfall handele, würde sie in einer betreuten Tagesklinik besser in den Alltag zurückfinden.

Nach diesem Satz wirkte Jojo so gar nicht mehr entspannt und bemühte sich, schnell zu versichern, sich eigentlich ganz gut zu fühlen. Es würde bestimmt auch ohne einen solchen Aufenthalt gehen. Sie käme schon klar.

Die Therapeutin blickte skeptisch, versuchte aber nicht, Jojo umzustimmen. Und meine Meinung schien nicht gefragt. Dann händigte sie uns eine Liste mit Trauma-Therapeuten und Psychologen aus, die wir alternativ kontaktieren sollten. Jojo nickte freundlich, doch ich spürte, dass sie auch das nicht wollte. Wahrscheinlich dachte sie an lange Wartezeiten und überhaupt ... Sie bekäme sicher keinen Schnuppertermin, um festzustellen, ob derjenige ihr sympathisch wäre, und nur gelegentlich ein Gespräch würde ihrer Meinung nach nichts bringen.

Und was nahm ich persönlich aus Bad Cannstatt mit? Dass nicht mehr von einer *Epilepsie ungeklärter Ursache* die Rede war, sondern meine Vermutung einer dissoziativen Störung untermauert wurde.

Wieder zu Hause bekräftigte Jojo, keinesfalls einen Kuraufenthalt antreten und schon gar nicht Zeit in einer Tagesklinik verbringen zu wollen. Sie suchte sich einen Aushilfsjob in einem Möbelhaus und erklärte mir plausibel und eindrucksvoll, dass ihr solche Herausforderungen mehr helfen würden, als die täglichen Gespräche mit einem Therapeuten. Das mochte sein, auch wenn ich so meine Bedenken hatte. Und nachdem die Entscheidung unumstößlich gefallen schien, blieb ihr nichts anderes übrig, als sich ihren Ängsten und den neuen Herausforderungen zu stellen. Mir imponierte das, auch wenn ich mir nicht sicher war, wie gesundheitlich gut oder schlecht es meiner Freundin ging. Ich drängte mich nicht auf, stand Jojo so unaufdringlich wie möglich zur Seite, wenn sie mich immer wieder das Gleiche fragte oder ich das Gefühl hatte, dass sie ohne externe Hilfe keinerlei Orientierung zu haben schien. Ihre Navi-App auf dem Handy benutzte sie täglich.

Aber ach, wenn es nur das gewesen wäre. Was mir vielmehr Sorgen bereitete, lag in der Veränderung ihrer Person. Seit dem letzten Krankenhausaufenthalt wirkte Jojo anders. Sie war nicht mehr so offen, kapselte sich ein, ließ mich kaum mehr an ihrem Leben teilnehmen und ich hatte das Gefühl, als versuche sie mit allen Mitteln, etwas vor mir zu verbergen. Aber was?

# Viertes Kapitel

## Johanna

Ja, ich arbeitete. Aber eigentlich kämpfte ich jeden Tag aufs Neue gegen meine Ängste an. Alles um mich herum war mir noch immer fremd, sogar Matze, mit dem ich offensichtlich zusammenwohnte und der sich liebevoll um mich kümmerte. Meine Beine schienen mich fast wie von selbst zur U-Bahn zu tragen, von dort zur Arbeit und wieder nach Hause zurück. Und wenn ich unsicher wurde, sagte ich zu mir: „Johanna, es ist nicht schlimm, wenn du nicht in der richtigen Bahn sitzt. Dann steigst du bei nächster Gelegenheit einfach um.“ Meistens benutzte ich jedoch mein Navi, so wie Matze es mir gezeigt hatte, und so kam ich zurecht.

Mir die Gesichter meiner Arbeitskolleginnen und -kollegen zu merken und deren Namen richtig zuzuordnen schien noch mal eine besondere Herausforderung. Auch wenn ich morgens auf dem Weg ins Möbelhaus das Gefühl hatte, es sei alles weg, kam die Erinnerung schnell wieder. Mich zu erinnern, war die Herausforderung schlechthin. Immer wieder fiel nach Feierabend mein Blick auf die Geige an der Wand, so als würde sie das Geheimnis meiner Virtuosität irgendwann freigeben.

Und so war es auch. Teilweise jedenfalls. Es begann mit Erinnerungen an meine Geburt. Nein, nicht an die Geburt selbst, aber ich konnte mich vage an die Umstände entsinnen, so wie sie mir erzählt worden waren. Meine Mutter hatte es nach drei Geburten wohl satt, ihr viertes

Kind in einem Krankenhaus zur Welt zu bringen, und so entschied sie sich für eine Hausgeburt im Musikzimmer des Holzhauses in einer schwäbischen Mittelgebirgsgegend, das sie und meine Schwestern bewohnten. Das Haus stand am Rand der kleinen Ortschaft S., umgeben von weitläufigen Wiesen und Feldern. In den nahen Wald würde ich mich als Kind oft zurückziehen, und der steile Abhang hinab ins Tal, „Aussichtspunkt“ genannt, würde für mich als Fünfjährige ... Nein, daran wollte ich mich nicht erinnern. Nicht schon wieder. Nicht jetzt.

Im Musikzimmer waren die Instrumente meiner Geschwister aufgestellt. Ein ägyptischer Teppich, herrlich rot und mit großzügigen Ornamenten versehen, dominierte den Raum. Überhaupt strahlte das Zimmer eine gewisse Energie aus. Ob es an den esoterischen Steinchen lag, die auf einer Kommode lagen? An den zahlreichen Sachbüchern in mächtigen Regalen über Homöopathie, Gesundheit und die menschliche Anatomie? Oder daran, dass Mutter dort ihre Krania-Massagen gab, Wohlfühlmassagen zum Abschalten und mit Blick auf Körper und Seele.

Jetzt kam ich dort zur Welt, im Februar des Jahres 1997, an einem bedeckten Tag mit Schneeregen und vereinzelten Schneeregenschauern.

Und die Geige. Wie war das mit der Geige?

Ich muss drei Jahre alt gewesen sein, als ich ein solches Instrument zum ersten Mal in meinen kleinen Händen hielt, angefertigt auf Maß von Mutters Geigenbauer. Ob der Wunsch, darauf zu spielen, von mir kam? Keine Ahnung. Doch ich sah meinen Geschwistern gerne beim Musizieren zu. Hannah (drei Jahre älter als ich) spielte sowohl Geige als später auch Cello, Klavier und Blockflöte. Mila Geige, Klavier und Blockflöte. Und Aurelia (die älteste), verstand sich nicht nur auf Geige und Klavier, sie verfügte über eine wunderbare Singstimme und würde später Musik studieren.

Ich bewunderte meine Schwestern, wenn sie Mozart, Bach, bestimmte Kirchenlieder oder bekannte Filmmusik spielten. Als kleines Mädchen sagten mir die Komponisten noch nichts, doch ich spürte beim Zuhören Freude, Trost oder es machte sich ein inniges Wohlgefühl in mir breit.

Wenn meine Schwestern gemeinsam musizierten, wirkte es so leicht. Und selbst bei Auftritten in der Schule, Kirche, Musikschule oder später im Orchester, schienen sie nie die Fassung zu verlieren. Kein Wunder. Meiner Mutter war es wichtig, dass keines ihrer Kinder sein Instrument vernachlässigte, und so wurde täglich eine Stunde lang geübt, neben dem wöchentlichen Unterricht in der Musikschule.

Ich hatte nie wirklich Lust auf die Musikschule. Noch viel weniger, mit meiner Mutter zu Hause zu üben. Ich fühlte mich von ihr bedrängt, und ihr Geschrei sowie ihre Nackenschläge, wenn ich ein vermeintlich kompliziertes Stück auch nach mehrmaligem Üben noch nicht fehlerfrei spielen konnte, versetzten mich in Angst und Schrecken. Mutter, die mich meist am Piano begleitete, wirkte schnell genervt. Das verunsicherte mich, was unweigerlich zu noch mehr Fehlern führte. Das wiederum irritierte meine Mutter und sie begann, mich verbal zu beleidigen.

Lob erhielt ich höchstens, wenn sie sagte: „Na, endlich hast du es mal hinbekommen." Dabei hörte ich sie kaum mit meinen Geschwistern schimpfen. Hier schien der Unterricht viel entspannter. Auch durften sie teilweise selbst entscheiden, was sie auf welchem Instrument spielen wollten.

Ich fürchtete mich vor den Schlägen meiner Mutter und fast noch mehr vor ihren bissigen Kommentaren. Obwohl, es schien mehr die Tonlage, die mich einschüchterte: „Für was zahl' ich eigentlich den Unterricht, wenn du dann nicht mal das Stück richtig spielen kannst? ... Spiel richtig! ... Steh gerade! ... Stell dich nicht so an, deine Schwestern haben das schließlich auch hinbekommen!" Jeden ihrer Befehle empfand ich wie kleine Messerstiche für mein eigenes Versagen. Ich wollte meine Mutter glücklich machen. Sie sollte stolz auf mich sein. Daher gab ich mir große Mühe, fehlerfrei zu spielen, auch wenn ich die Melodien oft nicht leiden konnte. Aufhören war sowieso erst dann erlaubt, wenn ich das entsprechende Werk einmal fehlerfrei geschafft hatte.

Irgendwann warf Mutter mir erneut vor, nicht die richtigen Töne zu treffen. Ich konnte vor lauter Heulen längst die Noten nicht mehr lesen und da fiel ihr auf, dass meine Geige zu klein für mich geworden war und ich eine neue brauchte.

Ein kurzer Anruf und dann fuhr sie mit mir im Auto zum Geigenbauer, nicht weit entfernt. Er hatte bereits meine erste Geige hergestellt und freute sich, uns zu sehen.

Ich mochte die Atmosphäre und den Geruch seiner kleinen Werkstatt. Wohin ich auch blickte, überall Hölzer (Ebenholz, Palisander oder Buchsbaum) und Geigen, die noch nicht fertiggestellt waren.

Sehr viel später, nachdem ich meine neue Geige längst in Gebrauch hatte, fragte ich ihn bei meinen Besuchen immer wieder, ob er noch meine kleine, erste Geige hätte. Er nickte jedes Mal, sagte: „So was Schönes kann man doch nicht weggeben oder in den Müll werfen", und zeigte sie mir bei sich an der Wand. Es war die kleinste Geige, die er je gebaut hatte.

Es wurde danach besser mit meinem Geigenspiel, doch das aufrechte Stehen erzeugte oft starke Rückenschmerzen, was meine Mutter kalt ließ: „Mach einfach weiter!" So fühlte ich mich gezwungen, Schmerzen in meinem Körper zu ignorieren, sie sogar zu akzeptieren, und im schlimmsten Fall beschimpfte ich mich selbst: „Johanna, hör endlich auf, wie ein kleines Baby herumzujammern!"

Mich selbst zu beleidigen und mir die Schuld für meinen vermeintlichen Misserfolg zu geben, wurde für mich zur Regel. Vor allem, da es nach dem Tod meines Vaters von Außenstehenden oft hieß, dass wir Kinder unsere Mutter unterstützen müssten und für sie da sein sollten. Sie hätte es schwer genug.

Für mich bedeutete das übersetzt, ihr Freude zu bereiten, was kaum möglich schien, weder hinsichtlich meiner Schulnoten noch musikalisch. Durch die Strenge meiner Mutter hatte ich den Bezug zu meinen Leistungen längst verloren. Vor jedem Konzert steigerte ich mich in eine große

Angst hinein. Wie würde meine Mutter bei einem Patzer reagieren? Dabei schien ich im Geigenspiel gar nicht schlecht. Es gab nach Konzerten viel Lob für mich, das mich jedoch kaum berührte. Ich war Lob nicht gewohnt. Sah das Geigenspiel lediglich als Job an. Nur meine Mutter strahlte. Sie schien gar nicht genug zu bekommen von dem Applaus und den positiven Bekundungen, und sah es als ihren alleinigen Verdienst an, dass ich „so gut" spielte.

Da Lob und Umarmungen während des Übens fehlten und ich lediglich Kritik erfuhr, bestrafte ich mich weiterhin selbst, indem ich mich beschimpfte: „Du bist eine Versagerin ... Du bist nicht für diese Welt gemacht. Schau dir doch mal deine Geschwister an, die viel besser spielen als du (dass sie älter waren und viel länger an ihren Instrumenten übten, kam mir nicht in den Sinn) ... Du verdienst die Beleidigungen deiner Mutter. Denn wegen dir sind wir arm und weil wir arm sind, muss Mutter noch mehr Schulden machen, um als Alleinerziehende den Musikunterricht überhaupt zu bezahlen."

Mit neun Jahren wehrte ich mich dann zum ersten Mal gegen das Geigenspiel. Ich wollte nicht mehr. Ich konnte nicht mehr. Mutter drängte mich jedoch weiterhin zum Unterricht. Es gab lautstarke Diskussionen und Streitereien, wie immer. Mit zehn Jahren war mein Ekel so groß, dass ich die Geige kaum mehr anfassen mochte. Ich hasste das Musizieren. Ich hasste die strikten Vorgaben meiner Mutter. Ich hasste ihre Bestrafungen. Ich hasste ihre aggressive Art. Und dann war da noch meine innere Verzweiflung, die sich anfühlte, als sei ich seit Jahren in einem Käfig gefangen. Dem Käfig des regelmäßigen Musikunterrichts.

So unglücklich zu sein, blieb meinen Schwestern nicht verborgen und sie versuchten, mir immer wieder Mut zuzusprechen. „Hey, das ist von Mama bestimmt nicht so gemeint, auch wenn sie gerade verletzend zu dir war. Du spielst doch gut. Komm, wir stehen das alle gemeinsam durch.“ Doch in meinen schwärzesten Momenten fühlte ich mich allein, wollte gar nicht, dass jemand meine seelischen Nöte mitbekam.

Und dann passierte es. Ich war elf Jahre alt und meine Mutter forderte mich wie jeden Tag auf, Geige zu üben. Ich erhob mich sofort, um ihrem Willen nachzukommen, ging in das Zimmer, in dem sich die Geige befand und wir musizieren würden. Doch bereits auf dem Weg dorthin spürte ich, wie meine Gliedmaßen zu zittern begannen. Das Zittern wurde stärker und stärker. Angst und ein immenser Druck machten sich in mir breit, fast Panik. Dann stand ich vor der Geige, wollte sie an mich nehmen und streckte meine Arme aus. Doch es gelang mir nicht. Das Zittern schien übermächtig.

„Es tut mir leid. Ich kann nicht“, stammelte ich unter Tränen. Meine Mutter schaute mich kommentarlos an, nahm die Geige an sich und schickte mich auf mein Zimmer. Das war der letzte Tag, an dem ich hätte üben sollen. Das Geigenspiel wurde mir gegenüber nie wieder erwähnt.

# Fünftes Kapitel

## Johanna

Ich hatte mich an die Zeit meines Geigenspiels erinnert, was ich als großen Fortschritt empfand. Obwohl ... die Erinnerung hielt nur kurz an, denn als ich Matze davon erzählen wollte, schien alles wie weggeblasen. Dabei hätte die Episode untermauert, dass es mir gesundheitlich gut ging. Er sollte keinesfalls wissen, wie es tatsächlich um mich stand. Und offen gesagt, wusste ich es selbst nicht so genau. Das wurde mir schmerzlich bewusst, als Matze nach dem Abendessen wie nebenbei sagte: „Ach Jojo, der Felix kommt nachher zu Besuch, vielleicht freust du dich darüber."

*Felix, Felix* ... ratterte es durch meinen Kopf. Ich musste Matze seltsam angesehen haben, denn er fügte schnell an: „Du weißt doch, mein Freund, der uns beim Umzug geholfen hat und auch sonst zur Seite stand. Er hat uns ins Krankenhaus gefahren und war beim Gespräch mit deiner Mutter dabei."

*Beim Gespräch mit meiner Mutter? Welchem Gespräch?* Plötzlich fühlte ich mich unbehaglich, vor allem als Matze seine Erklärungen stoppte und mir stattdessen ein Bild auf seinem Handy zeigte. „Das ist Felix."

„Ah, ja natürlich", sagte ich schnell, konnte das Foto aber nicht wirklich einer bestimmten Person zuordnen.

Während ich noch überlegte, erzählte Matze von Felix' tollem Charakter, was für ein guter Freund er sei und welch lustige Episoden beide gemeinsam erlebt hatten.

Dieses kurze Gespräch wirkte enttäuschend auf mich, denn es untermauerte meine Befürchtung, dass ich mich weder an längst vergangene Dinge noch an aktuelle Erlebnisse erinnern konnte. Und wer war eigentlich Matze, dieser freundliche junge Mann, der sich als mein Welterklärer verstand und mit dem ich das Bett teilte. Er schien mir immer noch fremd. Würde ich jemals wieder zu meinem wahren ICH zurückfinden?

Ich wollte einen Moment für mich sein, um mich zu sammeln und mir meine Betroffenheit nicht anmerken zu lassen. Ich ging ins Badezimmer, wusch mir die Hände und während ich mir kühles Wasser ins Gesicht spritzte, hörte ich Matze am Handy leise sagen: „Pass auf, ich will dich nur vorwarnen. Jojo scheint keinerlei Erinnerung mehr an dich zu haben. Wundere dich daher nicht, wenn wir nach dem Klingeln erst mal durch die Türkamera blicken ..."

*Er spricht heimlich mit Felix*, schoss es mir durch den Kopf und fühlte mich ertappt. Selbst mein Versuch, Felix später durch die Türkamera als Freund zu erkennen, ging schief. Matze nahm es mir nicht ab. Als wir dann gemeinsam auf dem Sofa saßen, hielt ich mich zurück. Ich konnte zu den Gesprächen sowieso nichts sagen. Da waren nur Felix' versteckte Blicke, die mich musterten. Offen gesagt schien er verblüfft, vielleicht sogar ernüchtert, mich in einer so seltsamen Verfassung zu erleben. Hatte sich mein Wesen tatsächlich so stark verändert? Und wie war ich VORHER gewesen?

Matze schien es zu wissen. Würde er mich am liebsten verlassen, mich wegschicken, weil er mich unerträglich fand, fremd irgendwie? Oder würde er allein den Ansatz eines solchen Gedankens GEMEIN finden?

Nein, er würde mich niemals wegen einer Erkrankung verlassen. So würde er sein Leben nicht leben wollen. In einer Beziehung müsse man füreinander da sein und nicht nur so lange, wie die Lebensumstände perfekt seien. Das jedenfalls sagte er einmal in einem Telefongespräch zu einem Freund, wahrscheinlich Felix, dessen Inhalt ich eigentlich nicht mitbekommen sollte.

Seltsam, dass ich mir Teile davon merken konnte, wo doch sonst alles gleich wieder aus meinem Gedächtnis verschwand. Denn er meinte noch, dass es ihm lieber gewesen wäre, mich in einer professionellen Therapie zu sehen, anstatt allein die nötigen Schritte zu gehen. Zudem sei der Wissensbereich einer dissoziativen Störung noch eher jungfräulich, das würde er bei seinen Recherchen immer wieder erfahren. Ja, er sei der Krankheit auf der Spur, hätte sogar eine Notfall-Hotline für dissoziative Anfälle gefunden.

Meinte er mit Anfällen die Blackouts, die mich immer wieder aus dem Nichts überfielen, meist, wenn ich es mir zu Hause auf dem Sofa bequem gemacht hatte? Mir war lediglich der Begriff geläufig. Aber mich daran zu erinnern, tat ich nicht. Obwohl ... Ich musste darunter schon vor dem letzten Krankenhausaufenthalt gelitten haben. Jetzt ging es darum, mich zu sensibilisieren. Und wenn ich spürte, dass ich innerlich in ETWAS UNERKLÄRLICHES HINEINGEZOGEN werden sollte, verständigte ich mich mit Matze. Meistens fühlte ich mich dann morgens schon nicht gut, meine Gedanken schienen wie benebelt und es kribbelte in meinen Fingerspitzen. Ein unangenehmes Gefühl, das sich rasch über den gesamten Körper ausbreitete. Der unweigerlich folgende Krampfanfall ... Ich versuche ihn so zu beschreiben, wie Matze ihn mitbekam und wie er es mir erzählt hatte – denn ich konnte mich ja nicht erinnern:

*Ich sehe dir an, wie du alle Muskeln anspannst und dich bemühst, in der eingenommenen Position auf der Couch zu verharren. Du verdrehst lediglich den Kopf. Auf mich wirkt es, als würdest du in die Kissen hineingedrückt und gleichzeitig klammerst du dich an die Kissenbezüge. Kurz darauf schläfst du ein. Nach einigen Minuten bist du meist wieder wach und klagst über Kopfschmerzen und Übelkeit. Manchmal musst du erbrechen.*

Und doch schien es, dass diese Blackouts nicht nur Schlimmes, sondern auch Positives bewirkten, denn danach kamen immer wieder Erinnerungen zurück. Keine schönen Erinnerungen, nichts, das mich aufzubauen schien. Doch Bilder aus meinem vergangenen Leben. Kleine Springbrunnen, die immer wieder neue Erkenntnisse ausspuckten.

Zum Beispiel die Zeit im Kindergarten. Freunde schien ich damals keine zu haben, auch wenn ab und zu Kinder mit mir spielten, insbesondere bei Gruppenspielen oder wenn wir bastelten. Wäre meine Schwester Hannah nicht gewesen, die kurz vor der Einschulung stand, hätte ich mich sehr einsam gefühlt. Wir gaben uns gegenseitig Kraft und das schien auch nötig, denn wir wurden beide gemobbt. Ein damals noch nicht gebräuchlicher Begriff. Ich könnte auch sagen, wir wurden geärgert, blamiert, schikaniert. Noch zu klein, um verbal dagegen anzugehen, wusste ich aus den Gottesdiensten der neuapostolischen Kirche, dass Menschen so nicht miteinander umgehen sollten. Insbesondere wenn meine größere Schwester während des Spielens geschubst, an ihren langen Haaren gezogen oder „blöde Kuh“ genannt wurde, brach fast mein kleines Herz. Ich hätte sie gerne verteidigt, doch ich schaute nur wie versteinert zu. Eines Tages überwand ich mich dann doch und traute mich, eine Erzieherin darauf anzusprechen. Sie reagierte genervt, meinte: „Ja, ja, ich kümmere mich schon.“ Doch auch nach ihrem eher beiläufigen Eingreifen besserte sich die Situation nicht. Ganz im Gegenteil. Die Gruppe um meine Schwester verstärkte ihre Attacken und konzentrierte sich darüber hinaus auf mich, die sie verpetzt hatte.

Ich verstand deren Ablehnung uns gegenüber nicht und auch nicht, dass die Erzieherinnen nicht wirklich helfen wollten. So festigte sich in mir der Verdacht, dass ich dem Personal vor Ort nicht trauen konnte. Und was die Ablehnung der Kinder betraf ... Oft hörte ich, wie sie untereinander tuschelten, wir seien merkwürdig, komisch irgendwie. Doch was meinten sie damit?

Ich wusste es nicht, machte mir jedoch so meine Gedanken, zumal kein Tag ohne Hänseleien und Schikanen verging. *Blöde Kuh, dumme Ziege, du stinkst* ... gehörten zu den Standard-Beleidigungen.

Später, als Hannah eingeschult worden war und ich mich allein durchschlagen musste, fühlte ich mich nicht nur einsam, sondern auch voller Angst. Es schien daher ein schwacher Trost, dass zwei neue Kinder – ein dickes Mädchen und ein sehr dünner, schüchterner Junge – ebenso getriezt wurden. Andererseits sah ich mich im Rückblick durchaus lächelnd durch den Außenbereich des Kindergartens rennen. Es müssen kurze Momente des Glücks gewesen sein, denn sofort drängten sich Kinder in meine Erinnerung, die mir ihre Beleidigungen direkt ins Gesicht schrien: *Guck mal, wie du angezogen bist* (ich trug die abgelegten Kleider meiner älteren Geschwister). *Was hast du für schreckliche Haare* (meine Haare waren nicht immer frisch gewaschen, da unsere Mutter das nicht für nötig hielt). *Ihr seid doch eine komische Familie* (komisch, ein seltsames Wort, das ich nicht verstand).

Die Vorfälle veränderten mich und ich begann, meine Blicke verstärkt nach unten, auf den Boden, zu richten, in der Hoffnung, die Anfeindungen so zu ignorieren. Doch sie hörten auch dann nicht auf, als bekannt wurde, dass mein Vater gestorben war. Schlimmer noch, jetzt wurde mir an den Kopf geworfen, mein Vater wäre wegen mir aus dem Leben geschieden. Wir waren als Familie anscheinend das Gesprächsthema Nummer eins im Dorf und die Kinder plapperten die Meinungen ihrer Eltern nach.

Einmal lautete die Begrüßung frühmorgens: „So kacke, wie ihr seid, könnt ihr als Familie doch auch gleich vom *Aussichtspunkt* springen." Und ein anderes Kind: „Ja, wir schubsen euch. Dann sind wir euch endlich los."

Mich schmerzten solche Worte, doch sie brachten mich irgendwann nicht mehr zum Weinen. Vielmehr bekam ich eines Tages kaum mehr Luft und verspürte einen schmerzhaften Druck auf der Brust. Der Druck stieg und bald hatte ich das Gefühl, mein Kopf würde gleich platzen. Ich sah die erschrockenen Blicke der Kinder um mich herum. Eines schrie: „Die Johanna wird ja ganz rot." Ich versuchte, mich irgendwo festzuhalten, dann brach ich zusammen.

Meine Mutter meinte später, ich hätte ein schwaches Herz, womöglich sogar einen Herzfehler, und hielt mich an, täglich bestimmte Medikamente einzunehmen. Dass ich lediglich unter Panikattacken litt, wie sich später herausstellen sollte, ahnte niemand.

Im letzten Kindergartenjahr gab es dann eine Auseinandersetzung mit meiner ärgsten Widersacherin, Dora. Ich spielte im Sandkasten, hatte eine Sandburg gebaut und bastelte aus Ästen Türen und Fenster. Das gefiel Dora nicht und sie trat mit ihren kleinen Füßen mehrmals dagegen. Ich schrie erschrocken auf: „Hey, was soll das?" Dora lachte sich kaputt, begann über den Tod meines Vaters herzuziehen und meinte bissig: „Ach, verschwinde doch. Und deine ganze Familie gleich mit. Alle finden euch komisch." *Komisch.* Da war es wieder, dieses hässliche Wort.

Diesmal ließ ich mir die Beschimpfungen nicht gefallen und konterte: „Halt endlich die Klappe, du dumme Gans!" Dora grinste, während ich mit Atemnot kämpfte, erneuten Panikattacken, die als Herzprobleme galten. Eine der Erzieherinnen kam sogleich angerannt und verabreichte mir entsprechende *Notfalltropfen.*

Was folgte, war ein Gespräch zwischen einer der Erzieherinnen und meiner Mutter, die einbestellt wurde. Es ging um die ständigen Anfeindungen und Auseinandersetzungen sowie den Vorfall im Sandkasten. Ich war mit dabei, vermochte aber kaum zu folgen, weil ich ständig überlegte, was ich falsch gemacht haben könnte. Hatten all die Vorwürfe der letzten Jahre und Monate gegen mich vielleicht doch ihre Berechtigung? War ich an allem schuld?

Ich hatte von Erwachsenen, insbesondere von Leuten des Jugendamtes, Therapeuten und Ärzten zwar immer wieder gehört, dass ich auf die Beschimpfungen nicht hören sollte, ich sei doch „ein so tolles Mädchen“. Aber wenn ich so toll war, warum hörten die dummen Sprüche nicht auf? Warum hatte ich keine Freunde?

Bald schien es kaum mehr möglich, mich auf meine Gedanken zu konzentrieren, denn es folgte eine lautstarke Diskussion. Begriffe wie *unfähig ... ungezogen ... überlastet* ... flogen nur so durch die Luft. Doch was bedeuteten all diese Worte?

Schließlich fiel der Satz, ausgesprochen von der Erzieherin an meine Mutter: „Es wäre vielleicht besser, wenn ihre kleine Tochter nicht mehr in den Kindergarten kommen würde.“

Meine Mutter atmete kräftig ein und aus, so als müsste sie sich für einen Moment sammeln, um zu überlegen, wie sie darauf reagieren sollte. Dann schnappte sie kurzerhand meine kleine Hand, zog mich vom Stuhl und verließ mit mir sichtlich empört und in Eile das Gebäude.

Im Auto und auf dem Heimweg traute ich mich zu fragen, ob ich jetzt Ärger bekäme. „Nein“, sagte meine Mutter in angespanntem, genervtem Ton und mit Blick auf die Straße, „du bekommst keinen Ärger. Du gehst nur für eine Weile nicht mehr dorthin zu dieser blöden Kuh. Ich lass mir von der doch nicht sagen, andere Mütter hätten ihre Kinder besser im Griff.“ Sie schnaufte wütend und fügte an: „Außerdem findet die Erzieherin, du seist anders und würdest deshalb mit den anderen Kindern nicht klarkommen. Weißt du, das ist völliger Quatsch.“

War es wirklich Quatsch?

So überglücklich ich über die Tatsache war, erst einmal zu Hause bleiben zu dürfen, so sehr beschäftigte mich dieser Vorwurf.

Wirkte ich *anders*, weil ich oft in die neuapostolische Kirche ging und die Gottesdienste dort besuchte? Ich betete auch im Kindergarten vor jedem Essen, so wie ich es gelernt hatte, dankte Gott für die jeweilige Mahlzeit. Die anderen Kinder machten das nicht, obwohl auch sie einer Religion angehörten.

Wirkte ich *anders*, weil ich mich oft mit Erwachsenen unterhielt, ihnen zuhörte und Worte wiedergab, die ich aufgeschnappt hatte. Ältere Menschen lobten oft, dass ich für mein Alter „ziemlich reif“ sei. War es das, was im Kindergarten missfiel?

Wirkte ich *anders*, weil ich mir aus Filmen und den Reaktionen von Erwachsenen abschaute, wie sich diese benahmen. Wann diese lachten. Wann sie weinten. Wann sie stark wirkten – und wie wurde man überhaupt stark?

Hatte Stärke etwas mit Gewalt zu tun? Niemand erklärte es mir. Und niemand zeigte mir, wie ich als kleiner Mensch mit bestimmten Situationen umgehen sollte.

Wirkte ich *anders*, weil mich meine Muttern nicht nach der neuesten Mode kleidete? Kleidchen in angesagten Knallfarben hingen jedenfalls nicht in meinem Kleiderschrank.

Irgendwann hörte ich zu grübeln auf und genoss die Zeit zu Hause, spielte im nahe gelegenen Wald und tobte draußen in der freien Natur. Störend schien lediglich die Pflicht zum regelmäßigen Geigenspiel, und was unsere Familie betraf, der schmerzliche Verlust meines Vaters.

Nach einigen Wochen musste ich dann doch wieder in den Kindergarten. Was mich dort an Schikanen erwartete, schien schlimmer als die Gemeinheiten zuvor, vor allem, weil keines der Kinder verstand, warum ich weg war. Ich verstand es ja selber nicht. So ließ ich alles über mich ergehen und suchte Trost in der Aussicht, bald eingeschult zu werden. In der Schule würde bestimmt vieles besser. Würde es das?

NEIN!

An mir schien alles falsch zu sein. Mein Aussehen. Meine uncoolen Klamotten. Mein gebrauchter Schulranzen. Oft schrien mir insbesondere meine Mitschülerinnen ein „Iiiii“ hinterher oder behaupteten, dass ich „eklig“ sei und „stinken“ würde. Aber ich konnte doch nichts dafür, dass meine Mutter darauf bestand, nur einmal in der Woche zu duschen. Alles andere sei Geld- und Energieverschwendung.

In den Pausen wurde ich schon mal zu Boden geschubst und danach heftig ausgelacht. Es waren die gleichen Mädels, die mich bereits im Kindergarten gequält hatten. So dauerte es nicht lange, bis der Tod meines Papas erneut zum Thema wurde. Sie wünschten mir ebenfalls den Tod, mich wolle hier ja eh niemand haben. Am besten solle meine gesamte Familie verschwinden.

Ich hätte mich gerne dagegen gewehrt, doch außer einem „Ach, lasst mich doch in Ruhe!“, fiel mir nichts ein. Wenn ich dann zu weinen anfing, hatte ich endgültig verloren. Jede meiner Tränen schien für die Mädchen ein Triumph. Sie nannten mich „Schwächling“ und sahen in mir wohl ein williges Opfer.

Eines Tages bekam ich während einer heftigen, verbalen Attacke keine Luft mehr und versuchte verzweifelt schnapp zu atmen. Ein Vorfall, ähnlich wie seinerzeit im Kindergarten. Meine Brust begann zu schmerzen und als ich es kaum mehr ertrug, sank ich zu Boden.

*Mein Herz hält das nicht mehr aus und ich sterbe jetzt.* Ein fast erlösender Gedanke.

Anfälle dieser Art wiederholten sich und galten für mich als Beweis, wie schwach und erbärmlich ich eigentlich war. Ich dachte: *Die Mitschülerinnen haben mit ihren Beleidigungen bestimmt recht, sonst würden sie mich ja nicht so abfällig behandeln.*

Der Vorteil eines solchen Zustandes lag darin, dass der Spaß bei meinen Mitschülerinnen schlagartig vorbei schien. Vor allem, wenn Lehrpersonal herbeirannte, um mir zu helfen: „Johanna, was ist los? Was ist passiert? Ganz ruhig!“

Wenn so mitfühlend auf mich eingeredet wurde, begann ich sofort zu weinen. Ich musste förmlich weinen und bekam so kaum ein Wort heraus. Wie also sollte ich die Fragen beantworten?

Ich wurde in einen separaten Raum gebracht, um zu ruhen, ein feuchtes Handtuch im Nacken. Ich hatte von meiner Mutter immer wieder gehört, dass ich wohl einen Herzfehler hätte und daher nicht belastbar sei. Panikattacken waren noch immer kein Thema. Jetzt wurde meine Mutter einbestellt, da sich die Lehrer und Lehrerinnen auf die Anfälle keinen Reim machen konnten, vor allem, wenn ich aus dem Nichts heraus zu weinen begann. Immer wieder schien mein vermeintlich schwaches Herz die Ursache zu sein, und meine Mutter schob sowieso alles auf den Tod meines Vaters.

Versuchte eine der Lehrkräfte mit mir allein ein klärendes Gespräch zu führen, beschwerte ich mich lediglich über die Ablehnung, die mir in der Klasse von allen Seiten entgegenschlug. Davon abgesehen, würde ich ja sowieso nichts richtig machen.

Dass mir zu Hause niemand bei den Hausaufgaben half und meiner Mutter anscheinend alles egal schien, ließ ich unter den Tisch fallen.

„Es tut mir leid", waren wohl die häufigsten von mir gebrauchten Worte. Ich fühlte mich schuldig, egal was mir vorgeworfen wurde. Am besten, ich sagte gar nichts mehr. Und selbst wenn ich mich in Schweigen hüllte, fühlte es sich falsch an.

Was den Unterricht betraf, so konnte ich nicht wirklich folgen, trotz meines Bemühens. Zu viele andere Dinge schwirrten mir durch den Kopf. Dennoch blieb ich Durchschnitt, immerhin.

Ziemlich oft fühlte ich mich schlapp, litt unter Kopfschmerzen oder reagierte hyperaktiv, vollgepackt mit Problemen, vermeintlichen Lösungen und einem stets schlechten Gewissen. Und dann lauerte noch, angeheizt durch die ständigen Schikanen, ein schwelender Hass in mir. Unberechenbar.

Als ich neun Jahre alt war, behandelten wir den Amoklauf von Emsdetten im Unterricht. Während eines Workshops erfuhren wir, wie wir uns in einer ähnlichen Situation verhalten sollten, und wie wir im Notfall Türhebel bedienen und Stühle und Tische als Barrikaden nutzen könnten. Ich hörte mir das an und dachte: *Mein Gott, wie einfach ist es anscheinend, Menschen wehzutun.* Dann überlegte ich: *Wie kann man Menschen wehtun? Wie körperliche Schmerzen bereiten? Und welche davon führen zum Tod?*

In diese Fragen steigerte ich mich hinein, überlegte, wo Gefahren lauern könnten. Selbst im Supermarkt beschäftigte ich mich damit, spielte verschiedene Szenarien durch. Und wenn ich auf einem Gehweg lief und mir eine Person entgegenkam, die Hände in den Jackentaschen vergraben, hielt ich es für möglich, dass diese plötzlich ein Messer zückte und mich im schlimmsten Fall abstach. Welche Chancen, dem zu entkommen, hätte ich dann eigentlich?

Verstörender fand ich Gedanken, selbst andere Menschen zu quälen. Warum sollte ich jemand aus meinem schulischen Umfeld beschützen, wenn ich stets belächelt und beleidigt wurde? Sollte ich nicht besser selber angreifen und genüsslich zusehen, wie die Person unter meinen Handlungen litt? Oder die Jugendlichen, die meine Geschwister ärgerten und mobbten. Niemand sollte ungeschoren davonkommen, schon gar nicht Beamte und Behördenmitarbeiter, Leute vom Jugendamt und all jene, die zwar vorgaben, uns Geschwistern helfen zu wollen, aber eigentlich auf der Seite unserer Mutter standen.

Ich sann auf Rache. Und je mehr ich auf Rache sann, umso wohler fühlte ich mich. In meiner Fantasie schlug ich meine Widersacher immer wieder mit der Hand, trat sie nieder oder stach mit einem Messer auf sie ein. Dann stellte ich mir vor, wie sie winselnd vor mir lagen, in ihrem eigenen Blut, völlig hilflos. Im ersten Moment ein wohltuender Gedanke. Doch das reichte mir nicht. In meiner Vorstellung schien das Leiden viel zu kurz. Das physische Leiden. Wie aber könnte ich nachhaltiger quälen? Indem ich mich ihrer Seelen bediente, ihrer Ängste, Sorgen und Empfindungen! Ich könnte ihnen das Liebste wegnehmen. Ihre Kinder, Eltern, engsten Angehörigen, und diese vor ihren Augen langsam und so lange wie möglich peinigen.

Ich begann, mich über Foltermethoden aus dem Mittelalter zu informieren, blätterte immer wieder in dicken Büchern aus der nahen Stadtbibliothek, und bald schien meine Gedankenwelt überwiegend grausam, brutal und menschenverachtend.

Ich schreibe „überwiegend“, weil die Gefühle des Hasses und der Rache nicht stetig präsent waren. Fast schien es, als müsste sich meine Fantasie zunächst aufladen, würde in unfassbar grausamen Vorstellungen explodieren und sich dann langsam wieder beruhigen, sodass mein Beschützerinstinkt hervortrat. War ich von meinem Naturell her nicht liebevoll, fürsorglich und hilfsbereit? Was war mit den zehn Geboten, vor allem dem fünften: *Du sollst nicht töten*? Und werden wir nicht mehrmals in Gottes Wort aufgefordert, unseren Nächsten so zu lieben, wie uns selbst? Ich war doch nicht böse geboren worden. Ich wollte doch niemandem ein Leid antun. Oder war das alles eine Prüfung Gottes? War ich auserwählt, solche extremen seelischen Lasten zu tragen und auszuhalten?

Doch warum immer wieder diese boshaften Gedanken? Demnach schien ich jedenfalls eine SÜNDERIN und würde eines Tages in der Hölle landen.

# Sechstes Kapitel

## Johanna

Mein Weg zum Möbelhaus war ziemlich weit. Die vielen Menschen, mit denen ich täglich zu tun hatte, all die Gesichter und Namen, die ich zuordnen musste, sowie die langen Arbeitszeiten, erschöpften mich zusehends. Ein Freund von Matze vermittelte mir eine Tätigkeit als selbstständige IT-Technikerin in einem Großunternehmen. Dass es zudem ganz in der Nähe unserer Wohnung lag, machte den Job zu einem fast perfekten Angebot. Ich setzte noch immer auf Arbeit, anstatt mich einer Spezialbehandlung in einer Kurklinik zu unterziehen. Und nach nur einem Telefonat mit einem der Verantwortlichen bekam ich die Stelle. Einzige Bedingung: Ich musste ein Kleingewerbe anmelden.

Meine Aufgabe schien gut zu bewältigen. Ich hatte Computer und Bildschirme auszuwechseln, meist überholte Technik, und an bestimmten Tagen arbeitete ich im Büro, rief Kunden an und beantwortete E-Mails.

Was ich zu der Zeit positiv registrierte: Meine grundsätzlichen Ängste hatten sich durch die zahlreichen Kontakte mit den verschiedensten Menschen erheblich gebessert. Das viele Laufen auf dem großflächigen Gelände fühlte sich während der ersten Wochen zwar wie ein Workout an und kostete mich Kraft, doch ich spürte, dass es meinem Körper guttat. Die Arbeit als solche schien zudem nicht allzu schwer, und doch fiel ich alle vier bis sechs

Wochen für einige Tage aus, musste mich wegen erneuter Krampfanfälle krankschreiben lassen.

Ich ließ mich aber nicht entmutigen und versuchte immer wieder aufs Neue, meine schlechte psychische Verfassung und vor allem mein nach wie vor schlechtes Erinnerungsvermögen in den Griff zu bekommen. Ich würde das schon schaffen!

Eines Tages kam ich nach Feierabend an einem Reisebüro vorbei, das in seinem Schaufenster in großen Lettern mit URLAUB lockte.

„Urlaub", sagte ich laut vor mich hin, auf der Suche nach einer ganz bestimmen Erinnerung meiner Kindheit, die Kindergartenzeit und ersten Grundschuljahre betreffend. Denn wenn unsere Mutter von Urlaub gesprochen hatte, hatte sie stets ein großes Haus mit Ärzten und Pflegekräften in einer meist schönen Gegend gemeint, wohin sie mit meinen Schwestern und mir dann auch fuhr.

Dass diese Reisen keine Urlaubsreisen im klassischen Sinn waren, erfuhr ich erst sehr viel später. Wir saßen beim Abendbrot und ich fragte in die Runde, wann wir denn wieder einmal Urlaub an diesem tollen Ort und in diesem schönen Hotel machen würden, wie zum Beispiel im letzten Jahr. Hannah, die als Einzige reagierte, blickte genervt zu mir hin. „Welcher *tolle* Ort, welches *schöne* Hotel?"

Ich versuchte, beides zu beschreiben.

„Mensch Johanna, das war kein Hotel. Das war eine Kurklinik, in der sich Mama behandeln ließ, so wie immer. Und der Ort ... na ja. Wir haben auch keinen Urlaub gemacht. Und nur damit du's weißt, da will ich nie wieder hin."

*War ich demnach niemals im Urlaub gewesen?* Ich kapierte das nicht, verstand den Unterschied zwischen Kur und Urlaub nicht. Hatte mich Mutter getäuscht und nur der Rest der Familie hatte Bescheid gewusst? Gab es vielleicht noch weitere Dinge, die mir anders erklärt wurden und nicht so waren, wie sie den Anschein hatten?

Niemand am Tisch schien interessiert, weiter über das Thema reden zu wollen, und so tauchte ich still für mich in Erinnerungen ein: Da war jeweils ein großes Zimmer, das wir Kinder mit unserer Mutter zum Schlafen teilten. Da waren Wanderausflüge in nahe Waldgebiete. Da waren Kindergruppen tagsüber, je nach Alter unterteilt, und die Tatsache, dass ich, insbesondere als Kleinkind, von meinen Geschwistern getrennt wurde, wodurch ich mich oft einsam fühlte.

Bei meinem ersten Aufenthalt in einem solchen Hotel ... äh in einer solchen Kurklinik, war ich zwei Jahre alt und hatte außer dem Gefühl der Einsamkeit keinerlei Erinnerung mehr daran. Grundsätzlich gefiel mir der relative Friede dort. Zu Hause war die Stimmung ja fast immer angespannt. Alle reagierten gereizt. Oft wurde sich gegenseitig angeschrien, obwohl es eigentlich keinen wirklichen Grund dafür gab. Fast schien es, als warteten wir immer nur darauf, dass gleich etwas Schlimmes passierte. Versuchten wir mit unserer Mutter darüber zu reden oder fragten, was wir im Zusammenleben besser machen könnten, ging sie sofort dazwischen: „Also Moment mal. Jetzt kommt ihr mit solchen Sachen und was heißt hier, Zusammenleben besser machen. Seid mal dankbar, dass ihr ein Dach über dem Kopf habt und Essen auf dem Tisch steht. Anderen Kindern geht es viel schlechter. Seit dem Tod eures Vaters bin ich alleinerziehend. Das müsst ihr verstehen und akzeptieren."

Für mich bedeutete ein *guter Tag*, wenn wir uns nicht lautstark anschrien. Während der Kuraufenthalte gab es viele gute Tage. Gestritten haben wir während dieser Zeit fast nie. Und ja, ich war dankbar. Nicht nur für ein Dach über dem Kopf und das Essen, auch wenn wir Kinder es uns zu Hause meist selbst zubereiten mussten oder die Oma für uns kochte.

Da ich mich in den Kliniken, die für mich Hotels waren, oft langweilte und ich mir darüber hinaus so meine Gedanken machte, kam ich oft mit anderen Menschen ins Gespräch. Einmal, während der Osterferien, ich war sechs Jahre alt, saß ich von meiner Familie getrennt in einem Aufenthaltsraum, gemeinsam mit einigen anderen Frauen und Kindern sowie einer Pflegerin, deren Aufgabe es wohl war, auf die Anwesenden achtzugeben. Ich wusste nicht, wo meine Mutter steckte, und auch nicht, wo sich meine Schwestern aufhielten. Ich wusste nur, ich sollte hier warten.

Da ich mich langweilte, begann ich mit den Malutensilien, die bereitlagen, ein Bild zu malen. Nach geraumer Zeit spürte ich, dass mich eine der wartenden Frauen beobachtete. Sie mochte so um die vierzig Jahre alt sein und schien völlig in sich selbst zu ruhen. So dachte ich damals natürlich noch nicht, sondern mir ging durch den Kopf, dass diese Person so ganz anders wirkte als unsere Mutter. Die Frau verhielt sich stiller, freundlicher irgendwie. Immer wenn ich verstohlen zu ihr hinblickte, erwiderte sie meinen Blick mit einem Lächeln. Keinem erzwungenen, so wie ich unsere Mutter oft erlebte, wenn sie in Gesellschaft war und glänzen wollte, sondern einem von Herzen kommenden.

Nach geraumer Zeit setzte sie sich neben mich. „Was malst du denn da?", fragte sie.

„Ich male unser Haus und verziere es mit Blumen, so wie ich sie draußen in der Natur gesehen habe."

Die Frau nickte anerkennend und ich malte weiter.

„Und, warum bist du hier, an einem solch traurigen Ort?", wollte sie wissen.

*Traurigen Ort.* Ich verstand nicht, wie sie das meinte. Ich legte meine Malsachen einen Moment zur Seite und schaute sie erstaunt an: „Also ich finde den Ort und die Landschaft hier wunderschön."

Die Frau lächelte breit, als ich das sagte, und auch die anderen Frauen schmunzelten, was mich ein wenig irritierte. Ich ließ mich aber nicht beirren und erzählte gut gelaunt, dass ich hier mit meiner Familie URLAUB machte. „Urlaub, aha." Die Frau lächelte noch immer, doch dann veränderte sich ihr Gesichtsausdruck. „Weißt du, ich war hier schon öfters", sagte sie, plötzlich sehr ernst, „und jedes Mal hatte ich die Hoffnung, den Aufenthalt, so wie du, als Urlaub zu sehen. Ich dachte tatsächlich, dass ich gut erholt in meine alte Welt zurückkehren könnte, gestärkt und mutig, voller Kraft und die Vergangenheit vergessend. Aber wie soll das funktionieren, wenn dir niemand richtig zuhört, man dir unterschwellig klarmacht, was du erzählen sollst und so die Wahrheit niemals ans Licht kommt. Und immer wieder wirst du nach einer Therapie zurückgeschickt, obwohl du es gar nicht willst."

Ich sah die Frau aufmerksam an. Auch wenn ich nicht alles vom Sinn her verstand, spürte ich, dass es ihr guttat zu reden. Ich fragte, wohin sie denn nicht zurückgeschickt werden wolle?

„Willst du das wirklich wissen?"

„Ja", sagte ich.

„Nach Hause. Ich will nicht mehr nach Hause zurück. Weißt du", fuhr sie fort, „in unserer Familie will niemand hören, dass ich als kleines Kind vom eigenen Vater misshandelt wurde und die Mutter im Zimmer nebenan gewartet hat, bis meine Schreie verklungen waren. Mein Mann, mittlerweile ein enger Freund meines Vaters, interessiert das nicht. Er gibt mir Regeln mit, wie ich mich in der Kur hier zu verhalten habe, und nach meiner Rückkehr erwartet er eine seelische Stabilität. Genau genommen stellt er mich ruhig." Und nach einer kurzen Pause fügte sie an: „Tja, und irgendwann bin ich vielleicht wirklich einmal ruhig ..." Und da war es wieder, dieses Lächeln, diesmal wirkte es allerdings eher beunruhigend auf mich.

Ich wollte etwas sagen, auch weil ich mir unter dem Begriff *misshandelt* nichts vorstellen konnte, außer, dass es etwas Schlimmes sein musste. Doch die Frau war bereits aufgestanden, bedankte sich bei mir und fügte noch an, dass sie mir in den wenigen Minuten mehr anvertraut habe als den

Therapeuten in den letzten Jahren. „Weißt du“, sagte sie „die haben mich eigentlich nie wirklich aussprechen lassen.“ Nachdem die Frau sich wieder auf ihren alten Platz gesetzt hatte und ich mit meinem Bild fertig war, ging ich zu ihr hin, um es ihr zu schenken. Vielleicht, weil sie jetzt so traurig blickte. Vielleicht auch, weil ich dankbar war für ihr Vertrauen, das sie mir kleinem Mädchen geschenkt hatte. *Vertrauen*, auch so ein Wort, das mir damals noch nicht durch den Kopf ging. Alles, was ich tat, geschah aus meinem Inneren heraus, einfach so.

Plötzlich stieg eine gewisse Unruhe in mir auf, so wie an jenem Abend, als mein Vater sich zur mir auf die Bettkante gesetzt, mich in die Arme genommen und mit lieben Worten verabschiedet hatte. Angeblich war er von seinem Chef zu einer Spätschicht gerufen worden. Als er im Dunkeln mit schleppenden Schritten zur Tür gegangen war und ich nur noch seine Silhouette erkennen konnte, spürte ich deutlich, dass ich ihn nicht gehen lassen durfte, keinesfalls. Und obwohl mir die Worte auf der Zunge gelegen hatten, hatte ich sie nicht über die Lippen gebracht.

So ähnlich empfand ich den Augenblick mit dieser Frau. *Ich müsste mehr tun, als ihr ein Bild zu schenken. Ich müsste bei ihr bleiben, müsste ...*

In dem Moment gab die Pflegerin ihr ein Zeichen, sich in ein bestimmtes Behandlungszimmer zu begeben. Die Frau erhob sich, mein gemaltes Bild in der Hand, und ich sagte leise: „Vielleicht sehen wir uns ja mal wieder.“

Sie strich mir freundlich übers Haar und verließ das Zimmer.

Ein Jahr später war ich erneut mit meiner Mutter in der Kurklinik, die ich nach wie vor als Hotel ansah. Ich erkannte die Pflegerin wieder, die seinerzeit mit im Warteraum gewesen war, und erkundigte mich nach der Frau, die sich mit mir unterhalten hatte. Die Pflegerin erinnerte sich, zögerte allerdings einen Moment, so als müsse sie über mein Anliegen nachdenken. Dann sagte sie: „Ja, die Frau ... sie ist im letzten Jahr leider von uns gegangen."

Ich wusste sofort, was sie mit dieser Umschreibung meinte. Ich hatte solche Formulierungen oft genug nach dem Tod meines Vaters gehört. Auch er war *von uns gegangen*.

Und hier waren sie wieder, die Schuldzuweisungen. ICH, JOHANNA, HATTE NICHT GENUG GETAN. Ich hätte sowohl meinem Vater als auch der Frau helfen müssen, irgendwie.

# Siebtes Kapitel

## Johanna

Mit Matze gab es immer wieder Diskussionen, ob ich nicht doch externe Hilfe annehmen sollte, um wieder vollständig zu genesen. Er wusste ja nicht, welche schlimmen Erfahrungen ich mit Psychologen, Betreuern, Mitarbeitern des Jugendamtes und anderen Institutionen gemacht hatte. Selbst in einer der Kurkliniken, die meine Mutter Jahr für Jahr aufsuchte, um therapeutisch behandelt zu werden, hatte ich mich nicht ... wie soll ich es beschreiben ... sicher gefühlt.

Schwer zu sagen, wie alt ich damals war und wo genau es geschah. Der Raum sah jedenfalls aus wie ein Behandlungszimmer: hell, spartanisch eingerichtet, mit einer Liege darin. Ich wusste auch nicht, ob der Mann Arzt, Assistenzarzt oder Pfleger war. Ich war noch zu klein. In meiner spärlichen Erinnerung, die mir ausschnittweise Bilder zeigte, schien er älter. Vielleicht um die vierzig, vielleicht jünger. Er hatte dichte, dunkelblonde Haare und trug einen weißen Kittel. Womöglich ein Patient, der sich eine Art Arztkittel übergestreift hatte. Keine Ahnung.

Während ich versuchte, mich zu erinnern, begann sich unweigerlich ein innerer Druck aufzubauen. Ein schmerzhaftes Klopfen in der linken Schläfe. Gleichzeitig verspannte sich mein Nacken und ein Ekelgefühl stieg in mir auf.

*Johanna, konzentriere dich. Durch diese Erinnerung musst du jetzt durch.*

Der Mann fasste meinen Arm. „Keine Sorge, meine Kleine, was ich tue, ist ganz normal. Das haben deine Schwestern und deine Mutter ebenfalls durchgemacht.“ Er machte mir Komplimente, sagte, dass ich „niedlich“ aussähe. Dann stellte er mir Fragen, wollte wissen, wie alt ich sei, was meine Lieblingsfarbe wäre und mit was ich mich am liebsten beschäftigen würde.

Gerade als ich begann, Vertrauen zu fassen, schwenkte er um: „So, genug der Fragen. Jetzt, meine Kleine, kommt der spaßige Teil. Möchtest du mal was Besonderes sehen?“

Ich weiß nicht, ob ich mit dem Kopf schüttelte, ja sagte oder stumm nickte, denn er begann, am Reißverschluss seiner Hose herumzufingern. Er holte ein für meine Begriffe langes, rosa Ding hervor, das ich weder benennen konnte noch jemals gesehen hatte. „So, jetzt mach dich unten herum frei und leg dich dort drüben hin.“ Er deutete mit dem Kinn auf die Liege an der Wand.

Mir war seltsam zumute. Hatten meine Mutter und meine Schwestern das tatsächlich ebenfalls *durchgemacht*? Warum hatten sie mir nie davon erzählt?

Der Mann bemerkte mein Zögern, beteuerte erneut, dass alles ganz normal sei.

Ich zog brav mein Höschen aus, legte mich rücklings auf die Liege. Der Mann schob mein Kleidchen nach oben. Ich spürte sein Ding auf meinem Bauch, an meinen Beinen. Er forderte mich auf, mich umzudrehen. Jetzt glitt dieses seltsame Etwas zwischen meine Pobacken. Es tat kurz weh. Ich schrie auf und dann sagte der Mann: „Alles gut. Schon vorbei. Du darfst dich wieder anziehen.“

Als ich mein Höschen angezogen und mein Kleidchen glatt gestrichen hatte, lobte er mich. Ich hätte das „sehr gut" gemacht und ob ich IHN noch einmal berühren wolle.

Ich schüttelte stumm den Kopf.

Später, im Kreis meiner Familie, trug ich noch immer ein seltsames Gefühl in mir. Einen Anflug von Ekel, wie er mich die nächsten Jahre immer wieder überkommen sollte. Da alles jedoch ganz *normal* schien, wie der Mann beteuert hatte, erzählte ich nichts davon.

Erst viele Jahre später, mit etwa vierzehn Jahren, als ich verstand, was Sex bedeutet, welche Unterschiede es zwischen Mann und Frau gibt und wie Babys gemacht werden, begriff ich, dass der Vorfall in dem Raum damals eine Vergewaltigung gewesen war. Ein sexueller Missbrauch!

Der Ekel, der mich bereits während meiner Kindheit begleitet hatte, festigte sich. Insbesondere als Männer begannen, mich mit ganz bestimmten Blicken anzusehen. Schlüpfrig. Anzüglich. Zweideutig irgendwie.

Ich dachte, dass etwas mit mir nicht stimmen würde und glaubte, vor Wut und Widerwillen zu platzen. Ich fühlte mich abscheulich, insbesondere wenn mich jemand berührte – und sei es noch so unabsichtlich. Dann hätte ich mir vor Ekel am liebsten die Haut abgezogen, mich in Brand gesteckt oder wenigstens die Kleider vom Leib gerissen.

Während der regelmäßigen Kuraufenthalte unserer Mutter – wir Geschwister waren meistens mit dabei, jedenfalls ich als jüngstes Kind – wurde es mir während der

Wartezeiten zur Gewohnheit, mit Fremden zu reden. Ich konnte zwar nichts zu deren Problemen sagen, doch ich hörte zu, vernahm Begriffe wie *Vergewaltigung, Schicksal, Sünde, Bestrafung, Misshandlung* ... verstand deren Bedeutung jedoch nicht.

Die Gespräche mit den Leuten, meist Frauen, begannen harmlos. Oft eingeleitet durch die Bemerkung, was ich als *süßes kleines Mädchen* denn hier verloren hätte. Ich sei doch noch so jung. Meist antwortete ich, dass meine Mutter krank sei, manchmal erwähnte ich, dass mein Vater gestorben wäre – oder ich schwieg einfach. Denn mir war klar, dass, wenn ich von meinem toten Vater sprechen würde, diejenige mich trösten wollte. Ich wollte aber kein Mitleid, das mir letztendlich die Tränen in die Augen trieb, eine jeweils nur kurze, innere Befreiung. Im Anschluss hörte ich dann noch viel schlimmere Geschichten: von Alkoholmissbrauch, Tablettensucht, sich ritzen, Depressionen und ich weiß nicht was alles. Menschen erzählten mir ihre traumatischen Erlebnisse, was ihnen danach oft seltsam vorkam. Und doch zog ich diese *zerbrochenen Seelen* immer wieder an. Sie vertrauten mir. Vielleicht, weil ich ein Kind war, ruhig zuhörte und nicht urteilte. Und später, etwas älter, als ich begann, Fragen zu stellen, spürten sie die Hoffnung, die ich ihnen geben wollte. Um ehrlich zu sein, ich hätte am liebsten alle Probleme dieser Menschen sofort und auf der Stelle für sie gelöst.

Es fanden aber auch Begegnungen statt, die mich und meine Geschwister in ein schlechtes Bild rückten. Denn seit dem Suizid unseres Vaters verstand sich meine Mutter als arme Frau im Sinne von bemitleidenswert, schwer krank und erschöpft. Die in dem Zusammenhang geführten Gespräche mit Sozialarbeitern des Jugendamtes ließen bei mir keinerlei gute Erinnerungen zurück. Hier hieß es fast immer, dass wir uns schämen sollten. Solche Kinder wie wir wünsche sich keine alleinerziehende Mutter.

Vor den Einzelgesprächen graute es mir. Nichts als innerer Druck und eine entsetzliche Angst, die mich innerhalb von Sekunden zum Weinen brachte. Von mir kam nichts. Und von meinem Gegenüber keinerlei Trost. Da saß lediglich eine Person, die mich ungerührt ansah und nach fünfundvierzig Minuten das vermeintliche Gespräch für beendet erklärte.

In den Therapiesitzungen lief es nicht viel anders, obwohl ich mich traute, ein wenig über unsere Familienverhältnisse zu erzählen, die ich insbesondere nach dem Tod unseres Vaters voller Aggression und Streit empfand, sodass sich bereits die Nachbarn beschwerten. Doch warum geschah das? Warum erzählte ich in höchster Not von Mama, die uns Kinder grundsätzlich für böse hielt, obwohl wir doch versuchten, alles irgendwie auf die Reihe zu bekommen. Berichtete von ihren Schlägen, dem strengen Geigenunterricht und meinem Gefühl, dass sie insbesondere mich als jüngste Tochter nicht mochte.

Weil die Therapeutin mir zuvor versichert hatte, dass nichts von dem, was ich ihr erzählte, den Raum verlassen würde. Doch genau das Gegenteil trat ein. Sie berichtete unserer Mutter haarklein. Das schien auch deswegen schlimm, weil wir von unserer Mutter angehalten waren, NICHTS über zu Hause an Dritte weiterzugeben.

Ähnlich misslich und völlig aussichtslos verliefen die Gruppengespräche. Sie begannen mit Vorwürfen, Anschuldigungen und Geschrei und endeten mit Tränen, ohne eine brauchbare Lösung. Bei dem letzten Gespräch war ich acht Jahre alt. Zwar noch klein, doch schlau genug, um zu erkennen, dass die Gesprächsleiterin alles auf den Kopf zu stellen schien. Ihre Behauptung, wir Schwestern würden uns gegen unsere Mutter stellen, sie beleidigen, ärgern und ihr kein Glück gönnen, ließ mich innerlich verzweifeln. Hier endeten die Vorwürfe keineswegs, vielmehr schimpfte sie, wir würden nicht im Haushalt mithelfen, würden absichtlich alles verkommen lassen. Vor allem würden wir unserer Mutter keine Liebe zeigen und ihr für alles die Schuld geben. Das genau würde sie krank machen. Wir hätten uns gegen unsere Mutter verschworen!

Verschworen? Eine meiner älteren Schwestern fragte nach, vielleicht war ich es sogar selbst. „Was heißt verschworen?“

Die Frau schüttelte verständnislos den Kopf. „Na, wenn ihr das jetzt nicht selber wisst, dann tut mir eure Mutter erst recht leid.“

Dieses letzte Gespräch löste eine große Angst in mir aus. Vor allem, weil es hieß, dass wir Jüngsten, also Hannah und ich, wegmüssten. Weg, was hieß das schon wieder? Weg in eine Pflegefamilie? Doch ich wollte nicht weg, zu dem Zeitpunkt jedenfalls nicht.

Über unseren verstorbenen Vater zu sprechen, schien nach wie vor heikel. Dabei wussten wir Kinder noch immer nicht, warum es zu dem Suizid gekommen war. Hatte unsere Mutter vielleicht doch eine gewisse Vorahnung gehabt?

Eines Tages saßen wir Geschwister gemeinsam in einem der Kinderzimmer und die älteren, Aurelia und Mila, redeten beruhigend auf Hannah und mich ein. Einerseits wollten wir dringen wissen, was genau mit Papa passiert war. Andererseits fürchteten wir uns vor Mutters aggressiver Haltung bei diesem Thema.

Nein, meinte Mila, sie hätte eine Aussprache diesmal sogar begrüßt, sei offen für das Thema. Treffpunkt für eine Unterredung sei um dreizehn Uhr unten in der Küche.
Ich wollte das mit dem „begrüßt“ gerne glauben, wusste aber nur zu gut, wie schnell Mutter Sichtweisen verdrehte, sodass am Ende mehr Fragen als Antworten offenblieben. Nicht umsonst waren mehrere Gesprächsversuche gescheitert.

Punkt dreizehn Uhr saßen wir alle um den großen Küchentisch herum. Mila eröffnete die Runde: „Nun Mama, jetzt sitzen wir noch einmal hier zusammen, um über Papas Tod zu sprechen. Es schwirren so viele Gerüchte herum. Wir wollen ja niemandem die Schuld geben, sondern einfach nur wissen, was genau in jener Nacht geschah.“

Mila hatte den letzten Satz noch nicht zu Ende gesprochen, da wurde sie von unserer Mutter unterbrochen. „Nein, nein, solche Fragen kannst du dir sparen. Das Thema ist vorbei. Ich muss in dieser Sache niemandem etwas erklären. Ich bin durch den Tod eures Vaters alleinerziehende Mutter geworden, das scheint mir hart genug.“

„Aber wir wollen doch nur verstehen", versuchte Mila zu beschwichtigen, „wollen nachvollziehen können, wie du dich wirklich fühlst."

Mutter schüttelte entschieden den Kopf. „Ihr wisst ja gar nicht, wie Papa wirklich war ..."

Jetzt war es Mila, die unterbrach: „Ja, dann erzähl es uns halt!"

„Nein", entschied Mutter. „Ich werde nichts erzählen. Das ist ein Thema für meinen Therapeuten, aber nicht für euch." Und wieder war aus einem Gesprächsversuch nichts geworden. Dabei wollten wir nicht nur wichtige Dinge erfahren, sondern durch die erhoffte Information unserer Mutter bei ihren inneren Konflikten helfen.

Später versuchte Mila, heimlich Unterlagen und Briefe zu finden, die mehr Aufschluss geben würden. Doch alles, was sie fand, schienen nur Bruchstücke und ergaben kein Gesamtbild. Genau genommen erfuhren wir nichts Neues. Was zurückblieb, waren altbekannte Gerüchte und Vermutungen.

Wir hatten es nicht leicht mit unserer Mutter, auch wenn sie genau das von uns Kindern behauptete. Tatsächlich schien sie uns als große Last zu empfinden. Für ihre Lebensgefährten dagegen, kürzere oder längere Liebschaften, fand sie stets Zeit. Einer ihrer Männer ist mir in ganz besonders schlechter Erinnerung geblieben. Er bestärkte unsere Mutter in ihren negativen Ansichten, was zu noch mehr Ignoranz und Desinteresse uns gegenüber führte. Beängstigend schien für uns Geschwister, dass

Mutter sogar überlegte, unser schönes Holzhaus zu verkaufen, um zu ihm zu ziehen. Eine Horrorvorstellung, vor allem, weil sie dabei nicht an uns Kinder dachte.

Einem anderen Lebensgefährten erlaubte sie sogar, mit seinen eigenen Kindern bei uns einzuziehen. Eine bessere Lösung, als das Haus zu verkaufen, schon klar. Doch wir vier Geschwister wurden dazu nicht befragt, zumal Mutter den Mann erst kurze Zeit kannte. Sie begann kurzerhand, alles umzukrempeln, räumte den Keller leer und gab unter anderem Papas alte Werkbank samt Werkzeugen zum Sperrmüll, was besonders mich sehr schmerzte. Ich hatte Papa immer gerne beim Basteln und Reparieren zugesehen und seine Geschicklichkeit bewundert. Im Rückblick wagten wir Geschwister nicht, nachzufragen, ob sich der Aufwand wirklich gelohnt hatte, denn die Beziehung dauert nicht allzu lange.

Auch wenn es wenig schmeichelhaft für unsere Mutter klingen mag: Sobald ein neuer Freund in ihr Leben trat, ging ein Stück Rücksichtnahme für uns Kinder verloren. Nachts, auf dem Weg zum Klo, begegnete uns schon mal ein halb nackter Mann, der das gleiche Bedürfnis verspürte. Und wenn uns gerade niemand über den Weg lief, stand nicht selten die Schlafzimmertür unserer Mutter offen und wir erwischten sie und ihren aktuellen Partner beim ... Nein, genau das wollte ich mir nicht in Erinnerung rufen.

Unser Haus schien mit der Zeit zu verkommen, auch wenn unsere Oma versuchte, sporadisch für Sauberkeit und Ordnung zu sorgen, und auch wir Kinder packten mit an.

Der Wohnbereich wirkte in der Regel einigermaßen ordentlich, aber in allen anderen Räumen lag neben Spielsachen und Klamotten Müll herum (ja, richtiger Müll, Essensreste, ungewaschenes Geschirr und schmutzige Wäsche). Es war seltsam, kaum hatten wir aufgeräumt, auch, um unsere Mutter zu überraschen, stapelte sich sofort wieder Unrat. Wir Kinder schafften es einfach nicht, bei unserer Mutter einen positiven Eindruck zu hinterlassen. Wir waren und blieben die „schrecklichen vier Kinder", für die uns alle Therapeuten und Betreuer hielten. Und ja, unsere Mutter tat ihnen furchtbar leid.

# Achtes Kapitel

## Johanna

Noch immer befand ich mich in einem desolaten Zustand, konnte nichts erklären, zuordnen oder nur schwer im Gedächtnis behalten. Klingt, als ob ich meinem neuen Job als IT-Technikern nicht gewachsen wäre, doch den bekam ich hin. Die Abläufe hatte ich mittlerweile verinnerlicht und was sollte schon schiefgehen? Zudem *musste* ich arbeiten. Einmal als Therapie, die ich mir selbst auferlegt hatte, aber auch, um Geld zu verdienen. Wir waren ja gerade erst umgezogen, hatten Ratenkredite zu bezahlen. War ich wegen nach wie vor auftretender Krampfanfälle krankgeschrieben, bekam ich allerdings kein Geld, da ich selbstständig war. Das Arbeitsamt hätte mir bei der Suche nach einem Ausbildungsplatz geholfen, doch dafür sah ich mich gesundheitlich nicht in der Lage. Und von der Krankenkasse wurde ich aufgrund der Diagnose einer dissoziativen Störung nicht weiter unterstützt. Die mir übermittelte Liste mit Adressen von Psychologen ignorierte ich. Ich wolle nicht schon wieder mein Leben vor fremden Menschen ausbreiten, das hatte ich in meiner Kindheit viel zu oft getan, nein, tun müssen.

Nach dem besorgten Gesicht von Matze zu urteilen, schien ich ein Problemfall. Aber das wusste ich ja selber. Von dem letzten Blackout hatte ich mich noch immer nicht richtig erholt, obwohl ich kurz danach wieder gearbeitet hatte.

War ich weder mit Computern noch mit technischen Details beschäftigt, versuchte ich gedanklich in mein früheres Leben einzutauchen, das nach wie vor riesige Lücken aufwies. Doch manchmal setzte ein Trigger ein intensives Wiedererleben in Gang und frühere Gefühlszustände kehrten zurück, so wie kürzlich, während eines Gewitters.

Es war nach Feierabend. Ich hatte es mir zu Hause auf dem Sofa gemütlich gemacht, mit Blick auf einen sich verdunkelnden Himmel. Plötzlich ein Zischen, ein gleißendes Licht. Sekunden später ein Krachen, Knallen und Knistern, gefolgt von einem dumpfen Grollen. Matze war noch im Dienst und ich verkroch mich unter der Wolldecke, so wie ich es als kleines Mädchen oft getan hatte. Und da war sie, eine ganz bestimmte Erinnerung an meine Kindheit.

Ich war vielleicht neun Jahre alt, lag in meinem Zimmer im Bett. Regentropfen klopften ans Fenster, hart und schnell. Starker Wind blies um die Ecken unseres Holzhauses. Dann ein Blitz, gefolgt von einem mächtigen Donner. Starr vor Angst begann ich sofort, mich für alles, was mir einfiel, zu entschuldigen, bis hin zu meiner Existenz. Das Gewitter sah ich als Strafe Gottes an.

Ja, ich würde mein Benehmen ändern. Auf die Frage: *Wie geht's?,* würde ich nicht mehr mein höfliches Lächeln aufsetzen und lügen, es ginge mir gut, so wie Mutter es mir beigebracht hatte, sondern die Wahrheit sagen. Ich würde dem Jugendamt keinerlei Informationen mehr geben, sodass meine Mutter keinen Grund mehr hätte, mit mir zu schimpfen, weil meine Aussagen auf sie und die Familie ein schlechtes Licht werfen würden. Sollte meine Mutter bald wieder einen neuen Lebensgefährten haben, würde ich diesem nicht respektlos gegenüber auftreten, so wie ich es bisher ihren anderen Partnern gegenüber wohl getan hatte. Vielmehr würde ich das *nette Mädchen* sein, so wie Mutter es sich wünschte.

Wie ich den Begriff eines „netten Mädchens“ zu deuten hatte, war mir allerdings noch nicht ganz klar. Was genau meinte Mutter damit? Musste ich schneller reagieren, wenn wir bei Tisch saßen, um ihr Wasserglas ohne Aufforderung aufzufüllen? Hatte ich abends still neben ihr auf dem Sofa zu sitzen, wie eine Puppe? Sollte ich meiner Mutter gegenüber keinerlei Widerworte mehr geben?

All das würde ich vielleicht auf die Reihe bekommen, aber was war mit mir und meiner Geburt. Ich hatte gerade erst erfahren, dass mein verstorbener Vater nicht mein richtiger Vater war, sondern ein anderer Mann war mein leiblicher Vater, ein Nachbar, mit dem meine Mutter kurzzeitig ... Ich wusste nicht, wie ich es benennen sollte. Sie war ja stets mit meinem eigentlichen Vater verheiratet gewesen. Und trotzdem schien ich unehelich auf die Welt gekommen zu sein. Meine Anwesenheit war demnach eine SÜNDE. Hatte ich überhaupt ein Recht, hier zu sein? Nein! Ich war ein teufelsartiges Wesen, eine Tatsache, die meine Mutter mich täglich spüren ließ. Und deshalb schickte Gott dieses Gewitter.

Dabei war ich eine gläubige Johanna, sah Gott als meinen Therapeuten und Erzieher an. Würde er sich um meinen verstorbenen Vater kümmern, den ich nach wie vor aus ganzem Herzen liebte? Steckte er noch immer im Fegefeuer fest, weil er aus freien Stücken diese Welt verlassen hatte? Befand er sich gar in den Krallen des Teufels? Ich musste Papa retten. Seine Seele befreien. Gott in seinem Namen um Verzeihung bitten, damit er ihn zu sich ins Reich holte.

Das Gewitter zog vorüber, was ich als gutes Zeichen deutete. Gott hatte mir wohl verziehen. Am nächsten Sonntag (ich ging mit meiner Familie immer mittwochs und sonntags in die neuapostolische Kirche zum Gottesdienst), betete ich voller Inbrunst für meinen verstorbenen Vater. Ich betete aber auch für mich. Ich wollte nicht mehr von meiner Mutter angeschrien und gedemütigt werden. Wollte nicht mehr so allein sein mit dem Gefühl, dass sich kein Mensch um mich scherte.

Ja, ich betete. Ich begann aber auch zu zweifeln. Vor allem an den vermeintlich frommen Kirchgängern. Meine Mutter zum Beispiel legte vereinzelte Bibelpassagen stets so aus, wie es ihr gerade passte. Eine Erziehungsmaßnahme, die ich nicht zu hinterfragen hatte. Und ja, wir Kinder hatten unsere Eltern zu ehren. Und die Eltern ihre Kinder nicht?

Mutter schimpfte oft mit mir. War ich wirklich so ein schlimmes Kind? Ich mochte es kaum glauben, und doch ... Wie oft schon hatte ich gehört, dass ich ein wiedergeborener Luzifer sei, ein Wesen, dass das Böse in sich barg. Die Kinder im Kindergarten und in der Grundschule hatten es mir gesagt, und selbst meine Mutter hatte davon gesprochen. Und überhaupt, ich sei an allem schuld. Niemand wolle so jemanden haben, wie mich, und ich solle gefälligst dahin zurückgehen, wo ich hergekommen sei.

Ja, ich war manchmal launisch und meine Stimmung wechselte schnell von gut auf schlecht. Teilweise fragte ich mich, ob ich für diese Stimmungsschwankungen überhaupt verantwortlich sein konnte. Oder ob ich nicht einfach ein beliebig zusammengesetztes Etwas war, mit einem schwachen Herzen, so wie es mir immer wieder erzählt wurde. Älter als achtzehn Jahre würde ich sowieso nicht werden. Andererseits behauptete so mancher, ich hätte eine gewisse Ausstrahlung, sei irgendwie anders. Aber was bedeutete das?

Ich beobachte Menschen weiterhin, solche, die meiner Meinung nach selbstbewusst wirkten. Wie sprachen sie? Wie war ihr Tonfall? Wie hielten sie beim Reden ihre Hände? Welche Mimik trat dabei auf?

Genug abgeguckt, probierte ich ein ähnliches Verhalten während Gesprächen mit anderen aus, achtete dabei auf deren Reaktion. Ich wollte nicht mehr die *alte* Johanna sein. Wollte mein eigentliches Ich verstecken und versuchte, durch Spiegelungen ein neues Ich aufzubauen.

Wäre das wirklich möglich?

Während der Gottesdienste hatte ich vernommen, dass nicht die Person an sich handele, vielmehr würde Gott uns lenken.

*Wie eine Puppe*, dachte ich.

Und so schien es tatsächlich. Jedes einzelne Leben sei vorgeplant und von Gott so gewollt.

*Also wird nicht mit mir geschimpft, sondern mit Gott. Und ein mögliches Lob gilt dann auch Gott.*

Das mit dem Lob war so eine Sache. In der Schule hörte ich ein solches relativ selten. Es machte mir nicht allzu viel aus, es hätte ja sowieso „nur“ Gott gegolten. Aber ja, ich hatte Schwächen, vor allem in Deutsch und Englisch. Insbesondere in Deutsch fiel bei Diktaten auf, dass ich oft ganze Wörter wegließ, was dann keinen richtigen Sinn ergab. Ich selbst merkte es beim wiederholten Lesen nicht. Irgendwie dachte ich mir die fehlenden Satzteile dazu.

Am Ende der vierten Klasse, mit etwa zehn Jahren, redete meine Mutter mir ein, dass es besser sei, das letzte Schuljahr zu wiederholen. Sie legte mir die Worte regelrecht in den Mund, sodass der Eindruck entstand, eine Wiederholung sei meine eigene Entscheidung. Aber würde ich dadurch bessere Diktate schreiben? Ich hatte so eine Ahnung ... wohl eher nicht! Und überhaupt ... was immer in der Schule nicht so richtig lief, hatte mit meinem familiären Umfeld zu tun, dem Stress zu Hause. Ich sah mich ja kaum in der Lage, dem Unterricht aufmerksam zu folgen. Mich beschäftigten ganz andere Dinge: Warum behauptete meine Mutter immer wieder, ich sei keine gute Tochter und würde es im Leben nie zu etwas bringen? Warum bezichtigte sie mich immer wieder der Lüge, obwohl niemals ein falsches Wort über meine Lippen kam.

*Du lügst!,* diese Behauptung schien kaum mehr zu ertragen. Wir Geschwister würden alle lügen!

Und die Schulkolleginnen hielten sich ebenfalls nicht mit bösen Behauptungen zurück: *Schlampe ... blöde Kuh ... niemand will mit dir befreundet sein ...* waren nur einige der Ausdrücke, die mich fast täglich trafen.

Zu Hause ging es dann weiter mit den Befehlen meiner Mutter: „Mach die Küche! ... Erledige die Hausarbeit! ...“ Und während Konzerten, die wir zu der Zeit gaben, ich an der Geige, hieß es: „Benimm dich! ... Sei ruhig! ... Mach keine Szene.“ Ich gebe es zu, diese Maßregelungen waren durchaus berechtigt. Denn ich versuchte immer wieder, Mutters Show, wir seien eine tolle, eingespielte Familie, die Spaß am gemeinsamen Musizieren habe, auffliegen zu lassen.

„Nein, mir macht es keinen Spaß“, sagte ich wahrheitsgemäß, wenn ich von Zuhörern gefragt wurde. Und wenn Mutter sich und uns in ein gutes Licht rücken wollte, weil sie meinte, wie stolz sie auf uns sei, stellte ich das öffentlich infrage. War sie wütend auf mich, konnte ich es mir kaum verkneifen, sie zu provozieren: „Ja komm, trau dich. Schlag mich doch hier, in der Öffentlichkeit, und nicht heimlich zu Hause.“

Ich begann mich zu wehren, versuchte, dem schüchternen Mädchen, das ich eigentlich noch immer war, zu entkommen. Dazu gehörte auch, nicht nur samstags zu duschen, so wie es von Mutter vorgegeben worden war, weil wir angeblich Strom und Wasser sparen müssten. Ich pflegte mich, wann ich es für nötig hielt, was mich in der neuen Klasse dann auch endlich Freundinnen finden ließ. Da gab es kein „Iiii“ mehr, das Abscheu ausdrücken sollte. Statt Hänseleien wurde ich zu Spieletreffs und Geburtstagen eingeladen. Was bisher hinter meinem Rücken gesprochen worden war, wollte ich gar nicht wissen. Schwamm drüber.

Und das grundsätzliche Gerede über unsere Familie im Dorf ignorierte ich.

So zu handeln, machte mich stark, denn ich begann, andere Schüler und Schülerinnen in Schutz zu nehmen, wenn ich merkte, sie wurden unfair behandelt. Ich wusste ja nur zu gut, wie es sich anfühlte, Bemerkungen über *fettige Haare*, *bleiches Aussehen* und *komisches Verhalten* über sich ergehen lassen zu müssen. Obwohl innerlich immer noch ängstlich, nahm ich mir den Angreifer oder die Angreiferin vor: „Hey, was ist dein Problem?“, schrie ich denjenigen an. Oder ich fragte in aggressivem Ton: „Warum bist du so gemein?“

Natürlich erwartete ich keine Antwort. Doch ich erreichte, dass die schutzbedürftige Person erst einmal in Ruhe gelassen wurde und die Widersacher sich trollten, wenn auch feixend und lachend. Mit der Zeit traute ich mich sogar, solche Personen zu schubsen oder mich ihnen in den Weg zu stellen, wenn sie einen Schüler oder eine Schülerin offensichtlich mobbten. Wer konnte schon was dazu, vermeintlich zu dick, zu hässlich oder sonst was zu sein.

Auch den Schulunterricht begann ich infrage zu stellen. Was brachte es, immerzu aus Büchern zu lesen, um nach geraumer Zeit eine Prüfung über ein bestimmtes Thema abzulegen? Danach wurde nie wieder darüber gesprochen. Was brachte das Auswendiglernen außer gute Noten? Ich vermisste tiefergehende Gespräche im Unterricht, dass man hinterfragte und über abweichende Meinungen diskutierte.

Ein Einstein-Zitat ging mir durch den Kopf: *Der Sinn des Lebens besteht nicht darin, ein erfolgreicher Mensch zu sein, sondern ein wertvoller.*

Ja, ich versuchte, mich über den Unterricht hinaus zu bilden, informierte mich über Themen, die mir wichtig schienen. So war ich unter anderem auf Einstein gestoßen, den Physiker und Weltveränderer.

Und was die neuapostolische Kirche und ihre Dogmen betraf? Der Lösungsprozess hatte längst begonnen. Der Lösungsprozess von so vielem.

# Neuntes Kapitel

## Johanna

Ich erkannte noch immer die meisten Leute in meinem Umfeld nicht und vergaß ständig die Namen von Freunden und Familienangehörigen. Der einzige Mensch, den ich als bekannt und vertraut empfand, war Matze. Ich wohnte ja schließlich mit ihm zusammen, lag neben ihm im Bett und er behauptete ja auch immer wieder, dass ich seine Freundin sei.

Ich versuchte, ihm zu glauben. Andererseits, warum sollte er so etwas behaupten, wenn es nicht stimmte. Seine Fürsorge und sein Verständnis sprachen immerhin für diese Version.

Mit Joel, der uns öfter besuchte und mit dem wir angeblich zuvor in einer Wohngemeinschaft zusammengelebt hatten, verbrachten wir relativ viel Zeit. An einem sonnigen Oktobertag fuhren wir nach S., meiner alten Heimat. Wir liefen schweigend durch den Ort. Was sollte ich auch erzählen? Was ich fühlte, spielte sich innerlich ab. Mein Kopf dagegen schien komplett leer. Es wollte sich einfach keinerlei Erinnerung einstellen, auch wenn mir vieles bekannt erschien.

Die Jungs fragten mich nicht, wollten nicht aufdringlich sein. Sie waren angenehme Begleiter und ich fasste nun auch zu Joel Vertrauen – oder schien es sogar mehr?

Letzteres mag seltsam klingen, wo doch Matze der Mann war, der sich liebevoll um mich kümmerte. Doch ich konnte mich des Eindrucks nicht erwehren, dass er sich zwar aufmerksam mir gegenüber verhielt, doch innerlich auf Abstand ging. Kaum Berührungen zwischen uns. Kein Kuscheln. Von Sex will ich gar nicht erst reden.

Joel hatte, ähnlich wie Matze, Tätowierungen am Körper, an den Armen und Beinen. Er trug Ohrtunnels und ein Nasenseptum. Schwarze Haare. Stattliche Größe. Ziemlich cool.

Wenn er sich bei uns aufhielt, blickte er mich manchmal ganz seltsam an. Ich konnte den Blick nicht definieren, doch er schien mir anders als Matzes Blick. Es lag ein gewisses ... wie soll ich sagen ... Begehren darin, was ich zunächst versuchte zu ignorieren.

An einem Dezemberabend saßen wir – wie so oft – auf dem Sofa beisammen, tranken Bier, hörten Musik, redeten und lachten. Später kuschelten wir zu dritt unter einer Wolldecke, schauten uns Videos an. Kurz vor Mitternacht ging Matze zu Bett. Ich hätte ganz selbstverständlich mit ihm ins Schlafzimmer gehen sollen, hätte Joel bitten sollen zu gehen, doch ich blieb.

Im Rückblick kann ich nicht mehr sagen, wie es geschah. Doch es geschah! Alles ging auf einmal sehr schnell. Eine flüchtige Berührung. Ein Streicheln. Ein Kuss.

Und während wir uns küssten, überlegte ich angespannt, was da gerade abging, warum ich das tat und wie es danach weitergehen würde. Ich diskutierte mit mir selbst. Ob Joel das Gleiche tat, mit sich selbst zu diskutieren? Schließlich war ich die Freundin seines besten Freundes.

Am nächsten Morgen räumte ich, leicht irritiert und benommen, die leeren Gläser und Flaschen weg. Ich dachte nicht an Joel, verdrängte den Kuss. Vielmehr bekamen die Flaschen meine ganze Aufmerksamkeit. Flaschen, in denen sich Alkohol befunden hatte. *Flaschen ... Alkohol ... Wie war das nur in meiner Kindheit gewesen?*

In Gedanken sah ich mich als Achtjährige, damals noch gläubig und in der Bibel lesend. Die Erzählung über die Hochzeit zu Kana faszinierte mich, war von Jesus doch Wasser in Wein verwandelt worden. Somit schien Trinken keine Sünde zu sein, so meine kindliche Feststellung, sondern vielmehr erwünscht. Mit diesem Gedanken im Hinterkopf griff ich zu Wein, Schnaps, Bier oder Selbstgebranntem, all den alkoholischen Dingen, die wir zu Hause aufbewahrten. Ich trank nicht täglich, aber ich steigerte die heimlichen Schlucke an bereits geöffneten Flaschen oder kippte die Reste aus fast leeren Gläsern hinunter.

Irgendwann wurde es dann schon mal eine komplette Bierflasche oder ein volles Glas Wein. Dass mir danach die Welt schwummerig schien und ich wackelig auf den Beinen durchs Haus irrte, verunsicherte mich. Komisch, dass niemand mein seltsames Verhalten hinterfragte. Kein Interesse an meiner Person? Erschien ich keinem Familienmitglied irgendwie fix und fertig? Erschrak nur ich über mein bleiches Aussehen und die tiefen Ringe unter den Augen? Und mein Atem, roch er nicht fürchterlich?

Je weniger mein Benehmen Beachtung fand, umso enttäuschter griff ich immer wieder zu alkoholischen Getränken? Niemand schien zu bemerken, wie schnell sich die Vorräte leerten. Gründe um zu „saufen“ gab es genug. Angefangen von der Liebe meiner Mutter, die sie anscheinend kaum für mich empfand, die ich mir jedoch so sehr wünschte. Einmal von ihr in den Arm genommen und gelobt zu werden: „Johanna, das hast du ganz prima gemacht. Ich bin so stolz auf dich ...“ So was halt.

Und natürlich die ständigen Streitereien, bei denen ich niemals wusste, um was es eigentlich ging. Wer hatte das verbale Durcheinander angezettelt? Und wie verhielt es sich mit den Schlagworten, die nur so durch die Luft flogen: *Selbstmord Papa ... Sein letzter Brief ... Die strengen Regeln der neuapostolischen Kirche ... Wir nervigen Kinder ...* Aufschrei unserer Mutter: IHR MACHT MICH KRANK!

Nein, reden wollte sie nicht. Jedenfalls nicht mit uns. Wenn wir das Gespräch mit ihr suchten, eskalierte die Situation. Wir SCHLIMMEN KINDER seien an allem schuld, dazu UNDANKBAR. „Hört ihr! UNDANKBAR!“ Dabei schien das Thema, über das wir mit ihr reden wollten, völlig egal. Mutter fühlte sich sofort getriggert und blockierte jedes weitere Wort.

Trotz aller Zweifel am Gebaren unserer Mutter wollte ich keinen Fehler begehen, gar eine Sünde. Stand nicht in der Bibel, dass wir Kinder die Eltern ehren sollten? Das hätte ich gerne getan, wenn da nicht die ständigen Verdrehungen vermeintlicher Wahrheiten gewesen wären. Mutter wusch ihre Hände stets in Unschuld. Nein, sie sei für nichts verantwortlich. Dieses und jenes hätten wir Geschwister uns selbst zuzuschreiben.

Die familiäre Situation spitzte sich zu, als meinen älteren Schwestern klar wurde, dass Mutter uns Kinder loswerden wollte. Ja, sie wollte, dass wir aus ihrem Leben verschwanden. Nur ich, die Jüngste, raffte es nicht. Selbst dann nicht, als erneut Leute vom Jugendamt bei uns auftauchten.

„Du darfst nichts sagen, Johanna, ist das klar? Die wollen mir euch sonst wegnehmen. Sag einfach nix."

Ich glaubte ihrer Version. Wunderte mich jedoch, dass ich schweigen sollte, wo ich doch so viel zu erzählen hatte, wenn auch nichts Gutes. Ihr perfides Spiel durchschaute ich noch nicht.

Als dann eine der Sozialarbeiterinnen mit mir allein auf mein Zimmer ging, um mich zu befragen, stieg eine große Angst in mir auf. Eine Angst, die mich die letzten Tage bereits begleitet hatte. Dieses *„Sag einfach nix"*, hatte sich fest in mein Herz und meine Seele gegraben. Und so schwieg ich. Biss mich regelrecht an den ungesagten Worten fest.

Drei solcher Treffen hielt ich durch. Nein, das stimmt so nicht. Ich weinte mich durch all diese Gespräche. Schließlich meinte die Sozialarbeiterin entnervt: „Wenn du immer nur rumheulst, kann ich dir nicht helfen."

Aber wollte sie mir wirklich helfen, so desinteressiert, wie sie sich gab. War sie tatsächlich daran interessiert, unsere schwierigen Familienverhältnisse zu entwirren?

Ich trank heimlich weiter, schließlich wusste ich ja aus zahlreichen Gesprächen in den Kurkliniken, was Alkohol bewirken konnte. Er nahm den Schmerz. Wirkte angstlösend. Vermittelte ein entspanntes Gefühl. Für einen Augenblick jedenfalls.

Nein, mich ritzen wollte ich nicht. Auch diese Art der „Schmerzlinderung" hatte ich in den zufälligen Gesprächen mit Patienten erfahren. Meinen Körper so zu schinden hätte der Stammapostel der neuapostolischen Kirche sicher nicht gut gefunden. Außerdem hätte meine Mutter ein solches Verhalten gegen mich verwenden können, wem auch immer gegenüber. Keinesfalls sollte sie sich auf meine Kosten in ein besseres Licht rücken können. Messerscharfe Gedanken für eine Achtjährige, oder?

Aber um was ging es mir eigentlich? Es ging mir darum, dass meine Familie mein inneres Leid erkannte. Meine überzogenen Verhaltensweisen schienen nichts anderes als HILFERUFE zu sein.

*Hey, seht ihr nicht, was mit mir los ist? Ich will doch nur, dass alles wieder gut wird und wir eine glückliche Familie sind.*

Erst Jahre später wurde mir klar, dass unsere Mutter eine gewisse Freude daran fand, Behördenmitarbeiter zu involvieren. Allerdings ohne die Absicht, unsere Familienstrukturen und unser Zusammenleben aufzubauen und zu stabilisieren. Wir Kinder wurden vorgeführt in der stillen Hoffnung, aus der Familie genommen und in einer Pflegefamilie untergebracht zu werden, insbesondere Hannah und ich, wir Jüngsten.

Klingt das böse, vielleicht sogar gemein? Ja, es klingt böse, weil böse Absichten dahintersteckten.

Hannah und ich konnten uns benehmen, wie wir wollten. Wir hatten bei den Behördenmitarbeiterinnen einfach keinen guten Stand und galten als undankbar. Nicht selten hörten wir: „Also, euch müsste man mal die Leviten lesen!"

Oder: „Nach dem, was eure Mutter mir gerade erzählt hat, möchte ich euch auch nicht bei mir zu Hause haben."

Oder: „So respektlose Kinder, wie ihr, sind mir in meinem ganzen Berufsleben noch nicht begegnet."

Oder aber auch: „Eure Mutter kann einem leidtun."

Ich verstand solche Aussagen nicht. Ich verstand auch nicht, dass sich die Behörden einmischten, wo doch niemals etwas Konkretes dabei herauskam. Pflegefamilie. Kinderheim. Drohungen unserer Mutter, die sie uns als „schlimmste aller Möglichkeiten" verkaufte, insgeheim jedoch hoffte, dass ein solcher Fall endlich eintreffen möge. Seltsam nur, dass sie in der Öffentlichkeit stets das perfekte Familienleben zur Schau stellte. Waren wir Kinder lediglich für öffentliche Auftritte gut genug?

Mein heimliches Trinken hatte vielerlei Gründe und lag auch in dem Verlust meines Vaters. Des Mannes, der mich geliebt hatte und nicht in der siebzigjährigen, mittlerweile bettlägerigen Person im Nachbarhaus, bei der meine Mutter ihrem Geständnis nach einmal wegen Ehestreits Zuflucht gesucht hatte. Während des kurzen Aufenthaltes war ich entstanden. Als sie merkte, dass sie schwanger war, war sie zu meinem Vater zurückgekehrt. Ja, zu *meinem* Vater! Mit dem alten Nachbarn wollte ich nichts zu tun haben. Ich kannte ihn ja nicht einmal.

Ich hatte dann einen Traum, den ich als Abschied von Papa deutete:

Ich erwache frühmorgens in meiner vertrauten Umgebung. Ein wunderschöner Sommertag kündigt sich durch das leicht geöffnete Fenster an. Ich stehe auf, ziehe mich an, gehe hinaus und beginne, mit meinen Geschwistern, die bereits draußen herumtollen, Fangen zu spielen. Später fahren wir Fahrrad. Spielen Ball. Ich will den Ball fangen, doch es gelingt mir nicht und er rollt die unbelebte Straße hinunter. Vor einem Stück Wiese wird er ausgebremst.

Ich renne zu dem Ball hin, will ihn aufheben, da ruft eine männliche Stimme nach mir. Nein, es ist kein Rufen. Mehr ein Flüstern. Ich versuche, das Flüstern zu orten, laufe dem Geräusch nach und gelange zu einem üppigen Busch. Im ersten Moment erschrecke ich mich, denn dort hängt inmitten des Grüns der Kopf meines verstorbenen Vaters. Er lächelt mich an, sagt: „Johanna, du brauchst keine Angst zu haben. Du bist nicht schuld. Es wird alles wieder gut. Ich kann zwar nicht mehr zurück ins Leben, doch ich bin bei dir und bei deinen Geschwistern, was auch immer geschehen mag. Weißt du, ich war nicht stark genug, aber ihr seid es. Bleibt beisammen und gebt euch Kraft. Ich habe euch lieb." In dem Moment rufen meine Geschwister nach mir und ich sage: „Papa, ich muss jetzt gehen, aber ich komme morgen wieder."

Am nächsten Morgen renne ich zu dem Busch zurück, wo der Kopf meines Vaters noch immer hängt. Ich freue mich, frage ihn etwas, doch er antwortet nicht, sondern sagt die gleichen Worte vom Vortag. Diese Szene wiederholt sich Tag für Tag. Doch etwas verändert sich: Vaters Haare werden weniger, seine Haut wird schlaffer und es geht mit der Zeit ein unangenehmer Geruch von ihm aus. Ich nehme es hin. Störe mich nicht daran. Lausche immer wieder seinen Worten.

Doch dann, eines Tages ist der Kopf meines Vaters bis auf wenige Schädelknochen zersetzt und auch diese sind bald verschwunden. Was mir bleibt, sind Vaters freundliche Worte, die ich längst tief in meinem Herzen vergraben habe.

# Zehntes Kapitel

## Johanna

Dass Joel und ich uns geküsst hatten, ging mir nicht aus dem Kopf. Was war da nur abgegangen, während Matze sich bereits ins Schlafzimmer zurückgezogen hatte? Ich schämte mich. Gleichzeitig tobte eine innere Unruhe in mir. In Gedanken versuchte ich meinem Gefühlschaos davonzurennen. Doch ich wählte die falsche Richtung und stand zwei Wochen später vor Joels Wohnungstür.

Dass ich ihn besuchte, hatte ich mit Matze abgestimmt. Er fand es in Ordnung, weil er Spätschicht im Sender hatte, und meinte: „Geh nur. Warum sollst du allein zu Hause rumsitzen." Vielleicht verspürte er auch Mitleid mit seinem Freund. Joel war seit dem Sommer Single und hatte anfangs schwer unter der Trennung gelitten.

Schon möglich, dass ich gewissen Dingen entgegentreten wollte, denn ich duschte nicht, bevor ich die Wohnung verließ, rasierte mir nicht die Beine und zog auch keine sexy Unterwäsche an. Doch ich war nervös. Schrecklich nervös und sagte mir: „Joel ist Matzes Freund und ich bin angeblich seine Freundin. Es wird keinen weiteren Kuss zwischen ihm und mir geben. Nichts außer Freundschaft."

Schöne Worte, oder? Es lief dann so, dass wir es uns auf dem Sofa bequem machten, Bier tranken, rauchten und uns ein Video reinzogen. Irgendwann hatte ich einen leichten Rausch, was ich als angenehm empfand. Endlich benebelt sein. Die gesundheitlichen Probleme der letzten Wochen, meine Gedächtnislücken, all diesen Mist ausblenden. Und dann küsste mich Joel erneut.

Hier wäre der richtige Zeitpunkt gewesen, um klare Regeln aufzustellen. Mich zu empören oder sonst irgendwas. Doch ich tat nichts dergleichen, ließ alles geschehen, was folgte. Flüchtete in Zärtlichkeiten, die ich so sehr vermisste.

Danach fühlte ich mich verwirrter als zuvor. Hatte ich mich verliebt oder was? Und was würde ich Matze erzählen? Sollte ich überhaupt darüber sprechen? Ich schwieg. Musste aber ständig an meinen Vertrauensbruch denken.

Es gab dann Momente, in denen ich mir nichts als Ruhe wünschte. Ein Loslassen. Eine Erlösung. Einen freundlichen Tod, der mich an die Hand nehmen und in andere Sphären begleiten würde. So wie damals ... Und ich versuchte den Lichtblick, der sich völlig unerwartet in meinem Gedächtnis auftat, festzuhalten, sah alles ganz genau vor mir:

Ich war zwölf Jahre alt und wieder einmal allein zu Hause. Meine älteren Schwestern besuchten Freundinnen oder musizierten irgendwo. Meine Mutter ... keine Ahnung. Ich lag in Milas Bett und durfte fernsehen. Aber all diese Erwachsenen-Programme interessierten mich nicht. So ruhte ich einfach nur und grübelte, blickte zurück auf mein bisheriges Leben. Und wie fast immer, wenn ich mich auf die Vergangenheit einließ, wurde ich von Schuldgefühlen förmlich überschwemmt. Angefangen vom Abschied meines Vaters, bevor er sich am „Aussichtspunkt“ in den Tod stürzte, bis hin zu all den verstörten Menschen, die ich in den Kurkliniken, in denen meine Mutter sich behandeln ließ, kennengelernt hatte und von denen kaum jemand mehr zu leben schien. Ich sah ihre Augen vor mir, voller Trauer, Schmerz und Selbstzweifel. Hilfesuchend. Weder meinem Vater noch den Klinikpatienten hatte ich helfen können. Aber was hätte ich tun können?

„Es tut mir so leid, dass ich mich nicht um euch kümmern und somit retten konnte“, flüsterte ich leise und spürte die Tränen auf meinem Gesicht. „Es tut mir außerdem leid, dass ich noch auf dieser Welt bin und ihr nicht.“

Mit zeitlichem Abstand glaubte ich zu wissen, was ich als damals kleines Mädchen hätte sagen können, um denjenigen zu retten, etwa: *Ich kann nachfühlen, wie es dir geht. Ich kenne diese belastenden Gefühle, habe selbst schon ähnliche Situationen durchlebt.*

Oder: *Ich werde immer an dich denken. Du bist nicht allein, selbst wenn du eines Tages diese Welt verlassen wirst.*

Oder: *Ich bin noch sehr jung, aber ich höre dir zu und versuche, deine seelischen Nöte zu verstehen.*

Ich sah mich als Feigling, der sich vor sich selbst zu verstecken suchte. Einen Feigling, durch dessen Nachlässigkeit zahlreiche Personen gestorben waren. So schwor ich Gott gegenüber, all diese Menschen niemals zu vergessen und sie stets in meinem Herzen zu tragen.

Plötzlich hörte ich, wie unten, im Erdgeschoss, die Haustür aufgestoßen wurde. Laute Musik, wahrscheinlich aus einem tragbaren Radio, drang zu mir nach oben. Ich vernahm die

Stimme meiner Schwester Hannah und von einigen ihrer Freunde und Freundinnen. PARTYTIME.

Ich stand auf, wischte die Tränen weg, setzte mein *lässiges* Gesicht auf und ging nach unten.

„Oh, haben wir dich geweckt", rief mir jemand aus der Gruppe entgegen. Ich sah wohl wegen des Heulens ziemlich fertig aus, was als Müdigkeit ausgelegt wurde, trug lediglich Boxershorts und ein schlabberiges T-Shirt. Draußen war es bitterkalt, der Boden vereist. Die Raucher hatten es sich vor der Tür gemütlich gemacht und zu denen gesellte ich mich. Einer der Jungs reichte mir aus einer mitgebrachten Kiste eine Dose Bier, die ich in einem Zug leer trank. Weitere folgten. Meinem Ruf als *coole kleine Schwester* wollte ich unbedingt gerecht werden.

Und dann brachte mich die eisige Kälte auf eine Idee. Nein, es festigte sich ein tiefer Wunsch. Der Wunsch, mich dem Teufel in der Hölle zu stellen, um meine Schuldgefühle und die daraus resultierende Folter für immer und ewig zu akzeptieren.

Dieser Gedanke überfiel mich völlig unerwartet, zumal ich wusste, dass ein Mensch bereits nach fünf Minuten im Freien erfrieren kann. Der Tod in der Kälte, so hatte ich gelesen, könne sogar eintreten, wenn die Temperatur über null bliebe.

Mir wurde erneut eine Bierdose gereicht und ich dachte: *Prima. Mit viel Alkohol tritt der Herzstillstand bei der Kälte noch viel schneller ein.*

Für einen Moment, eine Sekunde vielleicht, fiel mir das Schreiben eines Abschiedsbriefes ein. Doch nein, ich würde keinen solchen hinterlassen. Meine Familie würde sich ja doch nur über die vielen Rechtschreibfehler lustig machen.

„Hey, du solltest reingehen, hier ist es viel zu kalt“, hörte ich eine Stimme neben mir.

„Nee, nee“, antwortete ich, „ich bin Kälte gewohnt. Außerdem hält mich das Bier hier warm.“ Ich hielt meine Dose lachend dem Sprechenden entgegen.

„Mann, du bist ja krass drauf“, sagte er und es klang fast anerkennend, wandte sich aber sogleich wieder ab.

Mir war es recht, denn ich wollte mich auf meinen Körper konzentrieren. Ich spürte nämlich bereits, wie langsam meine Hände und Füße gefroren und wie betäubt erschienen. Es tat ein bisschen weh, vor allem, als sich die Kälte im ganzen Körper zu verteilen begann.

*Johanna, du bist hart im Nehmen,* dachte ich, und versuchte das unangenehme Gefühl zu ignorieren. *Es ist sicher bald vorbei, also stelle dich nicht so an.*

Hannah warf mir einen besorgten Blick zu. Ich winkte ab. „Alles okay!“

Das betäubende Gefühl hatte mittlerweile fast den gesamten Körper ergriffen. Meine Arme spürte ich kaum noch. Meine Hände waren längst taub, sodass ich zu trinken aufgehört hatte. Ich konnte ja keine Dose mehr halten.

Dann geschah etwas, das ich mir im Nachhinein kaum erklären konnte, außer, dass ich womöglich instinktiv die rettende Wärme suchte. Denn ich schleppte mich ins Haus und ins Kaminzimmer, wo es mir schwarz vor Augen wurde und ich auf dem Teppich zusammenbrach.

In der tiefen Schwärze, die mich umfing, träumte ich von meiner ältesten Schwester Aurelia. Sie befand sich in Lebensgefahr und um sie zu retten, benötigte sie eine ganz bestimmte Halskette: schlicht, aus Gold und mit einem kleinen hellblauen Stein versehen.

Im Traum stellte ich unser Haus förmlich auf den Kopf, suchte hektisch in Schubladen und Schränken und rannte schließlich nach draußen in den Garten. Dabei spürte ich, wie sich meine Pulsfrequenz kontinuierlich erhöhte. Vor allem, weil ich mich gegen eine Menschenmenge wehren musste, die mich verfolgte und am Finden der lebensrettenden Kette hindern wollte.

Ich fand die Kette nicht. Fiel zu Boden und schrie in tiefer Verzweiflung: „Aurelia, du darfst nicht von uns gehen. Ich brauche dich doch noch!“

Nach diesem Satz hörte ich ganz deutlich eine Stimme, die auf mich einredete. Ich erwachte, versuchte mich zurechtzufinden und realisierte, dass der nächste Tag angebrochen war und ich mich im Krankenhaus befand. Kein Teufel weit und breit. Nur ein Arzt in einem weißen Kittel. „Mädchen, komm zu dir. Es wird sicher alles wieder gut.“

Doch was sollte schon gut werden? Mein spontaner Selbstmordversuch hatte anscheinend nicht geklappt!

Als mich meine Mutter Stunden später abholte, grinste sie breit: „Na, das war wohl nix.“

Sie erzählte, dass es mit meiner Rettung kurz vor knapp gewesen sei. Wäre meine Körpertemperatur nur geringfügig gesunken, wäre es aus mit mir gewesen. Zudem hätte mein Alkoholpegel bei 1,8 Promille gelegen.

Ich zuckte die Schultern, haderte mit mir und der vorzeitigen Rettung, vor allem, weil sich niemand darüber zu freuen schien. Vielmehr trafen mich zu Hause jede Menge Vorwürfe: So etwas mache man nicht ... Wenn man keinen Alkohol vertrage, solle man die Finger davon lassen ... Wegen so was den Rettungsdienst kommen zu lassen ... Was jetzt wohl die Nachbarn denken würden. Wie peinlich. Eine meiner Schwestern wollte unbedingt wissen, was es denn mit der Kette auf sich habe, nach der ich laut Aussage des Arztes im Koma immer wieder gefragt hätte. Einer goldenen Kette mit einem kleinen hellblauen Stein.

Ich sagte, dass ich mich an so was nicht erinnern könne. Außerdem, so fand ich, ging sie das verflixt noch mal nichts an. Und meine Schuldgefühle, durch den Suizidversuch enorm vergrößert, würde sie mir sowieso nicht nehmen können.

# Elftes Kapitel

## Johanna

Mein Gedächtnis funktionierte noch immer ziemlich kläglich. Oder besser gesagt: Meine *reversiblen Kognitionsstörungen* schienen sich kaum zu verbessern. So viele Lücken, die ich einfach nicht zu schließen vermochte. Dabei wäre es angenehm gewesen, wenn ich die Affäre mit Joel ebenfalls in dieses riesige schwarze Loch hätte kippen können. Offen gesagt, wollte ich nicht mehr daran denken. Aber die meinem Kurzzeitgedächtnis zugeleiteten Informationen schienen gut sortiert und strukturiert und von „Verschwinden" konnte keine Rede sein, vielmehr schienen sie dabei, sich ihren Platz in meinem Langzeitgedächtnis zu suchen.

Eines Abends saß ich gedankenverloren auf der Couch und schaute eher nebenbei eine Serie im Fernsehen. Gegen zweiundzwanzig Uhr, Matze hatte Spätschicht, machte ich den Fernseher aus, um mir im Badezimmer die Zähne für die Nacht zu putzen. Und in dem Moment schoss ein Blitz durch meinen Kopf. Eine große Angst machte sich in mir breit, die ich nicht genau einordnen konnte, dem Gefühl nach aber schon früher erlebt hatte. Starr auf dem Sofa sitzend, wie gelähmt, bewegte sich mein Kopf in Richtung Flur und Garderobe und dann sah ich sie, eine schwarze Gestalt.

Sie stand einfach nur da, die dunkle Silhouette eines Mannes. Ich erkannte zwar kein Gesicht, keine Mimik oder eine gewisse Struktur, doch ich spürte seinen fesselnden, durchdringenden Blick. In meinem Bauch fühlte ich kleine Messerstiche und bei jedem vermeintlichen Stich zuckte ich zusammen.

Das mochte so zwei Minuten gedauert haben, danach konnte ich mich wieder bewegen. Die Blicke jedoch ruhten weiterhin auf mir und die enorme Angst, die sich nicht abschütteln ließ.

„Bitte verschwinde. Geh weg! Du bist ja nicht echt. Ich bilde mir dich nur ein“, sagte ich laut vor mich hin. Und nach einer Weile, weil ich ahnte, dass die Gestalt nicht zum ersten Mal auftauchte: „Warum bist du überhaupt wieder zurückgekommen. Warum?“

Das dunkle Etwas verschwand dann endlich. Ich aber stand hilflos da und versuchte angestrengt, die wirren Dinge in meinem Kopf zu ordnen. Die Gestalt verfolgte mich seit meiner Kindheit, hatte sich während des Aufenthaltes bei meiner Pflegefamilie zurückgezogen und war erst wieder aufgetaucht, als ... Ja, wann eigentlich? ... Als ich mit Matze und Joel in der Wohngemeinschaft lebte. So zumindest hatte Matze es mir erzählt und sogar als Grund benannt, warum wir umgezogen waren. Ich selbst konnte mich an diese Zeit immer noch nicht erinnern, wunderte mich sogar, dass er darüber informiert war. Was er wohl von mir dachte. Ob er fand, ich sei verrückt?

Und ja, jetzt erinnerte ich mich, er hatte mir davon erzählt und ich hatte geglaubt, er würde scherzen.

„Hey, ich hab doch keine Angst vor einer dunklen Gestalt“, hatte ich amüsiert gesagt. „So was gibt es doch gar nicht.“

Aber nun hatte mich meine Vergangenheit wohl eingeholt.

Irgendwie passten die Ereignisse, die um mich herum geschahen, nicht richtig zusammen. Weder meine Taten noch das, was sich anscheinend vor meinem geistigen Auge abspielte. Ich wusste weder, was ich Matze erzählt hatte, noch in welcher Chronologie mein Leben bisher verlaufen war.

Und dann flogen wir nach Berlin: Matze, Joel und ich.

Es war ein Geschenk von mir an uns drei und sollte unsere Freundschaft festigen. Die Flugtickets hatte ich bereits vor dem Ausrutscher zwischen Joel und mir gekauft und wäre am liebsten nicht mitgereist. Aber wie hätte ich das Matze erklären sollen?

Er freute sich und machte die Schlafplätze bei seinem Freund Luca klar, den er durch seine frühere Band kannte. Luca war Teil der Stuttgarter Techno-Szene gewesen, woraus, trotz seines Umzugs nach Berlin, eine feste Freundschaft entstanden war. Wir würden demnach in der Nähe der Sonnenallee übernachten.

Mir sagte der Name seines Freundes nichts. Ich nahm aber an, dass Matze ihn über meinen psychischen Zustand informiert hatte, auch wenn ich verstärkt so tat, als hätte ich alles im Griff.

In Berlin angekommen, fühlte ich mich eher als Anhängsel. Die Jungs bestimmten, wo's langging, und mir war es recht.

In Berlin war unser Ziel weder das Pergamonmuseum noch das Reichstagsgebäude oder der Potsdamer Platz. Vielmehr wollten wir ins Berghain, einen der bekanntesten

Techno-Klubs der Welt, untergebracht in einem ehemaligen Fernheizkraftwerk Nähe Wriezener Bahnhof. Sorgen bereitete mir allerdings der Einlass, denn wie ich gehört hatte, nahmen die Türsteher eine strenge Auswahl der Gäste vor. Es war von der „härtesten Tür Berlins“ die Rede und ich war erst neunzehn, womöglich zu jung für die Szene.

Doch es ging alles gut. Wir gaben im Erdgeschoss unsere Jacken ab und betraten über eine Stahltreppe den eigentlichen Klub. Eher schlicht gekleidet, was hieß, alle in Schwarz, holten wir uns zunächst an der Bar Getränke. Noch schien es relativ ruhig und nachdem wir eine noch freie Sitzgelegenheit gefunden hatten, schluckten wir jeder eine MDMA, ein Amphetamin-Analogon mit stimulierender und halluzinogener Wirkung. Ich hatte so etwas zuvor noch nie probiert, dachte mir aber: *Wenn nicht in Berlin, wo dann?* Nach etwa zwanzig Minuten lockerte sich tatsächlich die Stimmung in mir und ich bekam Lust, zu der elektronischen Musik zu tanzen, was ich auch tat.

Doch weder die euphorisierende Droge noch die Musik und mein Tanzen nahmen mir die Ungewissheit um Matze und unsere Beziehung. Liebte er mich oder blieb er aus Mitleid bei mir? Eine *richtige* Beziehung konnte ich aus unserem Zusammenleben nicht erkennen. Vielmehr wurde ich das Gefühl nicht los, dass wir zwar ein Bett teilten, uns ansonsten jedoch eher wie zwei WG-Mitbewohner verhielten: höflicher Umgang, gegenseitige Rücksichtnahme. Weder lachten wir gemeinsam noch redeten wir miteinander und (körperliche) Liebe fand schon gar nicht statt.

Immer wieder blickte ich zu Joel hin. Er hatte mir während der letzten Treffen in unserer Wohnung und im Beisein von Matze immer wieder seltsame Signale geschickt. Blicke, die zwar meine Nähe suchten, für mich aber nicht klar zu definieren waren. Und da war noch etwas. Ich weiß nicht, wer von beiden – ob Matze oder Joel – es vorgeschlagen hatte, aber es war von einem Dreier die Rede gewesen. Nur, wie genau? Ich zuerst mit dem einen und dann mit dem anderen oder wir alle drei zusammen? Echt jetzt? Na ja, den Dreier „nacheinander" hatte ich – wenn auch nach meiner eigenen Methode – bereits hinter mir. Ich musste grinsen. Fühlte mich aber sogleich wieder bedrückt. Die MDMA schien bei mir nicht die erhoffte Wirkung hervorzurufen und ich fragte mich, warum ich diesen Scheiß eigentlich nahm, wenn ich doch nicht abschalten konnte. Ich fühlte mich gestresst, benommen und Kopfschmerzen kündigten sich an.

Doch auf einmal glaubte ich, eine Lösung für mein Beziehungsproblem gefunden zu haben: Ich würde vor Matzes Augen mit Joel rummachen, sodass es für ihn offensichtlich würde, was zwischen uns lief. Die heimlichen Berührungen zwischen Joel und mir, während wir auf einer Art Couch nebeneinandergesessen hatten, ich zwischen den Jungs ... Also ich konnte mir nicht vorstellen, dass Matze bemerkt haben könnte, wie Joel mir einmal mit der Hand über den Oberschenkel gefahren war, und der flüchtige Kuss danach ... Nee. Viel zu dunkel.

Ich wollte für Matze unbedingt einen Grund finden, mich zu hassen. Was dann hoffentlich dazu führen würde, mich in Stuttgart vor die Tür zu setzen. Aus. Schluss. Vorbei.

Nachdem Joel und ich auf der Tanzfläche gewesen waren, schien die Gelegenheit gekommen. Während er sich an der Bar noch einen Drink holte, ging ich ihm nach und küsste ihn unerwartet von hinten auf den Hals. Offensichtlich und ohne heimliches Getue.

Hatte Matze es gesehen? Hoffentlich. Ich erwartete ein Donnerwetter, als wir wieder beisammenstanden. Gleich würde er mich anschreien, vielleicht sogar an die Hand nehmen und mich wütend aus dem Klub zerren. Doch es passierte nichts. Hatte ich den falschen Moment erwischt?

Ich fühlte mich schlagartig völlig nüchtern und ziemlich frustriert. Joel hatte meine offensichtliche Geste jedenfalls nicht gefallen. Er hatte sich sogar mit einer abrupten Bewegung gegen meine Zärtlichkeit gewehrt. Und Matze wirkte ... keine Ahnung, wie.

Ich schien mal wieder Mist gebaut zu haben, kam mir wie die letzte Schlampe vor und stand den Abend irgendwie durch. Eine mittelmäßige Schauspielerin, die mit jedem Akt alles nur noch schlimmer machte.

Am nächsten Tag und nach wenigen Stunden Schlaf bei Matzes Freund Luca fuhren wir gemeinsam mit dem Taxi zum Flughafen. Ich war davon überzeugt, dass Matze mir mein schlechtes Gewissen förmlich ansah, und Joel wirkte ziemlich verunsichert. Er schaute weder mich noch Matze an. Und Matze machte auf frustriert, rückte aber nicht raus, was ihn bedrückte.

Aber vielleicht wartete er einfach nur ab, was geschehen würde. Er war kein Mann unbedachter Handlungen. Und mich quälte weiter der Gedanke, ob er den Kuss nun gesehen hatte oder nicht.

# Zwölftes Kapitel

## Matthias

Ich möchte mich mal wieder zu Wort melden. Also diese Berlinreise ... Na ja, anfangs hatte ich mich tatsächlich über die tolle Geschenkidee von Jojo gefreut. Joel und mich zu einem Trip nach Berlin einzuladen, um Party zu machen, fand ich echt cool. Im Berghain fing die Reise dann aber an, kompliziert zu werden. Meine kleine Maus begegnete mir von Anfang an ziemlich kumpelhaft, ging auf Abstand. Dabei fand ich genial, wie sie sich nach all den gesundheitlichen Problemen selbstbewusst zur elektronischen Musik bewegte. Leicht in die Knie gehend, Schultern nach vorne, Rechts-links-Schritte ... super Körperhaltung, lässig irgendwie.

Ich versuchte, fröhlich zu sein. Hoffte aber immer nur, dass Jojo sich zu mir hin beugen würde, so wie sie es früher oft getan hatte, um mich zu küssen und mir zu sagen, wie schön der Abend sei. Doch sie sagte nichts.

Als wir dann zu dritt auf einer Art Couch saßen, nebeneinander und Jojo in der Mitte, die Füße nach vorne ausgestreckt ... Also es war ziemlich dunkel. Doch als ich gerade das tun wollte, was ich mir von Jojo erhofft hatte, nämlich eine freundliche Geste, bemerkte ich, wie sich Joels und Jojos Knie berührten, und nicht nur das. Aus den Augenwinkeln sah ich, wie Joel einmal kurz über Jojos Oberschenkel strich. Ihr Kopf drehte sich zu ihm hin. Aber nein, sie flüsterte ihm nichts ins Ohr. Sie küsste ihn flüchtig. Ich konnte kaum glauben, was ich da gerade sah.

Ignorierten mich die beiden? Schien ich für sie Luft? Einfach nicht da?

*Aber hallo, ich bin anwesend, sitze direkt neben euch!*

Klingt es jetzt seltsam, wenn ich behaupte, dass meine Welt dabei war, zusammenzubrechen? Erst recht, als ich später erneut mitbekam, wie Jojo Joel auf den Hals küsste, während er sich gerade ein Getränk an der Bar holte.

Ich hatte in den letzten Wochen mindestens zehn verschiedene Jojos kennengelernt. Wütende, selbstbewusste, vergessliche, traurige, sich verloren fühlende ... Aber die Jojo von Berlin konnte ich nicht einordnen. Besaß sie noch einen Hauch Liebe für mich oder hatte sie mich als Partner längst abgehakt? Und wie unverfroren sie sich benahm. Und Joel, mein guter Freund, machte das alles mit. Was lief da zwischen den beiden?

Offen gesagt wusste ich nicht, wie ich die Sache einordnen sollte. Lag es an den Substanzen, die wir eingenommen hatten? Lag es am Alkohol? Ich wollte nichts falsch machen, wollte vor allem nicht überreagieren und unternahm nichts. Irgendwann würden sie es mir gegenüber schon zugeben, dachte ich, oder schienen sich beide sicher, dass ich wegen der spärlichen Beleuchtung nichts mitbekommen hätte?

Der Abend war für mich gelaufen. Nichts als Frust und angestaute Wut in mir. Doch nach außen hin machte ich weiterhin Party, feierte den Klub und die Stadt Berlin.

Wieder zurück in Stuttgart holte uns der ganz normale Alltag ein. Berlin, diese vermeintlich geile Zeit, schien erst einmal abgehakt. Es trafen nämlich Briefe von Jojos

Krankenkasse ein, die Nachweise über ihre aktuelle Arbeit anforderten, um sie finanziell richtig einstufen zu können.

Zur Erinnerung: Jojo arbeitete als selbstständige IT-Technikerin in einem Großunternehmen. Die Anmeldung für ein Kleingewerbe, um sich selbst zu versichern, war seinerzeit Bedingung für die Einstellung gewesen. Nun passierte es jedoch immer wieder, dass Jojo aus gesundheitlichen Gründen krankgeschrieben war und nicht arbeiten konnte. Als Selbstständige bekam sie für diese Zeit kein Geld. Es hatte sich mittlerweile jedoch herausgestellt, dass es durchaus Mitarbeiter in der Firma gab, die bei gleicher Arbeit fest angestellt waren, mit allen damit verbundenen Vorteilen.

Mich machte diese Tatsache stutzig. Ehrlich gesagt, verstand ich sie nicht. Das Internet gab Aufschluss, denn hier wurden wir zum ersten Mal mit dem Begriff der SCHEINSELBSTSTÄNDIGKEIT konfrontiert.

Eine Scheinselbstständigkeit, so hieß es, sei der Begriff für ein Arbeitsverhältnis, bei dem ein vertraglich als selbstständig betitelter Auftragnehmer nach objektiven Kriterien ein Arbeitnehmer ist und als solcher versicherungspflichtig angemeldet werden müsste.

Aha, *müsste*! In Jojos Fall passierte das aber nicht.

Wir konsultierten einen Rechtsanwalt, zu dem wir sofort Vertrauen fassten, denn er wusste nach kurzer Schilderung bereits, was hier los war. Er empfahl uns, beim Arbeitsgericht Stuttgart eine RECHTSUNTERSTÜTZUNG zu beantragen und wenn diese genehmigt sei, würde er dafür sorgen, dass Jojo in ein sozialversicherungspflichtiges Arbeitsverhältnis käme.

Wir mussten zahlreiche Formulare und Nachweise erbringen, um diese Unterstützung überhaupt erst einmal zu erhalten. Und als wir alles erledigt hatten und erneut bei unserem Rechtsanwalt vorsprachen, ließ er sich von Jojo die gegenwärtige Arbeitssituation schildern. Die Scheinselbstständigkeit schien somit eindeutig gegeben.

Was hier so einfach klingt, war es nicht und kostete vor allem Jojo viel Kraft. Umso ... ja, fast amüsiert ... reagierten wir, als der Gerichtsprozess begann. Ein vermeintlich *schwaches* Mädchen nahm es mit Leuten des Managements eines Großkonzerns auf, kämpfte gegen illegale Beschäftigung und um das Recht einer sozialversicherungspflichtigen Anstellung.

Ich mache es kurz: Die vorgetragenen Vorwürfe wurden zunächst von den damaligen Chefs dementiert. Letztendlich kamen sie jedoch auf Jojo zu und boten ihr eine unbefristete Festanstellung an. An ihren Aufgaben veränderte sich nichts. Doch sie galt als Angestellte, mit allen arbeitnehmerfreundlichen Vorteilen.

# Dreizehntes Kapitel

## Johanna

Oh mein Gott, Joel! Diese ganzen Vorkommnisse in Berlin verstärkten mein schlechtes Gewissen Matze gegenüber. Ich wartete täglich auf ein Donnerwetter, doch er schien tatsächlich nichts mitbekommen zu haben. Wirklich nicht? Ich konnte es kaum glauben, so offensichtlich, wie ich mich verhalten hatte. Und was Joel betraf, so war das vermeintliche Prickeln in eine innere Abwehr umgeschlagen. Ehrlich gesagt wurde mir schon seltsam zumute, wenn ich nur seinen Namen hörte.

Im Job war ich abgelenkt, zu Hause kam ich ins Grübeln. Ich wollte aber nicht über die aktuell angespannte Situation nachdenken. Ich wollte meiner Vergangenheit nachspüren. Viel zu viel lag noch immer im Dunkeln.

*Wie war das damals gewesen, als ich dreizehn Jahre alt war und nach Freiburg zu meiner ältesten Schwester gezogen bin?*

Der missglückte Selbstmordversuch hing mir zu der Zeit nach. Einerseits, weil er *missglückt* war. Andererseits, weil mir die Häme meiner Mutter nicht aus dem Kopf ging: *Na, das war wohl nix?*

In einem folgenden Streit, wie er zwischen uns üblich war, schrie ich ihr dann ins Gesicht, dass ich mich töten wolle. Sie traute mir einen solchen Schritt wohl zu und versuchte, mich – und zwei weitere Geschwister – loszuwerden. Ich würde also bei meiner ältesten Schwester, die in Freiburg an der Musikhochschule studierte, wohnen und meine beiden anderen Schwestern würden, sollte das Jugendamt zustimmen, bei Pflegefamilien unterkommen.

Der Wechsel nach Freiburg schien unglücklich, denn er erfolgte mitten im zweiten Schulhalbjahr. Schlimm fand ich zudem, dass ich meine mittlerweile guten Freundinnen verlassen musste. Ich hatte lange genug um Freundschaften gekämpft. Freunde zu haben war nicht selbstverständlich für mich. Und trotzdem freute ich mich. Weniger wegen der angeblichen „Vielfalt der Stadt" und dem „wunderschönen Bergpanorama", sondern vielmehr, weil ich dem täglichen Stress mit meiner Mutter entrinnen konnte.

Aurelia machte es mir leicht, mich sogleich wohlzufühlen, nahm mich herzlich auf, und auch in der Schule begegneten mir meine neuen Schulkolleginnen freundlich. Sie wirkten eher unauffällig, doch in ihrer Art direkt, was angenehm war. Keine bösen Gerüchte hinter meinem Rücken. Keine „Stille Post", bei der man niemals wusste, was beim letzten Teilnehmer ankam. Dabei wirkte ich anfangs ganz bestimmt wie ein Fremdkörper. Ich hatte mich dem Punk verschrieben. Sah mich als Rebellin und kleidete mich entsprechend: abrasierte Haare, zerrissene Klamotten, schwere Stiefel ...

Ich spürte aber schnell, dass ich in Freiburg keine Rebellin mehr sein musste, die glaubte, sich gegen alles und jeden wehren zu müssen. Also mäßigte ich mein Äußeres. Ich wollte mich selbst besser kennenlernen, lernte im Verein Bogenschießen und hatte jede Menge Spaß dabei.

In den zweiwöchigen Schulferien fuhr ich nach Hause, um meine zurückgelassenen Freundinnen zu besuchen. Meinen neuen Freundinnen dagegen versprach ich, wiederzukommen. Klar. Doch zwei Tage vor meiner Rückreise nach Freiburg überkam mich eine tiefe Traurigkeit und ich musste bitterlich weinen. Die erneute Trennung von meinen langjährigen Freundinnen schmerzte. Wir hatten uns so gut verstanden, hatten so viel gemeinsam gelacht, waren so unbeschwert gewesen.

Diese Tränen, die sicher schnell getrocknet wären, nutzte meine Mutter, um Aurelia anzurufen und ihr mitzuteilen, dass ich in S. bleiben würde. „Der Johanna gefällt es nicht in Freiburg. Die bleibt jetzt hier!"

Ich bekam keine Chance, meiner Schwester die Umstände zu erklären. Konnte mich weder bei ihr bedanken noch mich von meinen Freiburger Schulkolleginnen, denen ich versprochen hatte, wiederzukommen, verabschieden. Sie würden es von der Lehrerin erfahren, würden mir Briefe voller Unverständnis schreiben. Und vor allem Aurelia tat mir leid, die sich wegen mir eine größere Wohnung genommen hatte, die sie finanziell an ihr Limit brachte, die sich um meine Einschulung und alle damit verbundenen Behördengänge gekümmert hatte.

Was bei meiner Schwester zurückblieb, war, dass sie „es mit mir nicht hinbekam" und ich unsere „Mutter vermisste", was so nicht stimmte.

In meiner alten Schulklasse wurde ich wieder aufgenommen, wenn auch staunend (warum war die drei Monate weg?). Doch ich war am Unterricht nicht mehr interessiert, kam in den Fächern kaum mehr hinterher und wollte das Schuljahr nur irgendwie hinter mich bringen.

Mutter schien es egal, wie es mir seelisch ging, ob ich eine Fünf schrieb und mit wem ich mich nach Schulschluss traf. Für all das, was passiert war, gab ich mir allein die Schuld. Warum hatte ich die Tränen nicht zurückhalten können, dann wäre ich noch in Freiburg und hätte einen besseren Schulabschluss gemacht. So lag ich erneut im Clinch mit meiner Mutter, die mich, nachdem ich wieder fest bei ihr lebte, nur wieder loswerden wollte.

Ich versuchte, dem schwierigen Zusammenleben zu entrinnen, indem ich mich regelmäßig mit Ragnar, Thilo und Arvid traf, drei Jungs aus der näheren Umgebung und zwei Klassen über mir. Insbesondere Ragnar wollte unbedingt Punk werden. Womöglich sah er ein Vorbild in mir, denn ich hatte mich wieder verstärkt dieser Bewegung verschrieben, sah mich als überzeugte Individualistin und glaubte, mit der kapitalistischen Welt ein Hühnchen rupfen zu müssen. Entsprechend wild trat ich optisch auf.

Ragnar und die anderen beiden, so schien mir, waren nicht mit dem Herzen dabei und wollten nur ein bisschen rebellieren. Sie sprühten mit wasserlöslicher Farbe anarchistische Symbole auf Schilder oder hinterließen auf Bänken Sprüche wie: „Polizisten sind dumm".

Ich dachte zuerst: *Krass, sind die selbstbewusst!* Aber als die Sachbeschädigungen zu weit gingen und die Polizei uns auf die Spur kam, fand ich die Jungs irgendwie bedauernswert und hatte nur noch das Bedürfnis, sie vor der Obrigkeit zu schützen.

Es fing damit an, dass meine Mutter mich eines Tages, ohne Benennung von Gründen, auf die örtliche Polizeiwache schleppte. Dort wurde ich von einem Polizeibeamten empfangen, in ein Nebenzimmer geführt und aufgeklärt, dass es eine Anzeige gegen mich und drei weitere Personen gäbe. Wir würden für Vandalismus an bestimmten Örtlichkeiten verantwortlich gemacht, und er wolle nun von mir die Namen der drei anderen Personen erfahren.

Ich fand dieses Vorgehen seltsam. Warum schien nur ich polizeibekannt? Ob meine Mutter dahintersteckte? Wollte sie mir eins auswischen? Fand sie es amüsant, mich mal wieder bei einer Behörde vorzuführen?

„Was heißt hier drei weitere Personen? Es gibt nur mich. Ich bin für alles verantwortlich!" So oder so ähnlich nahm ich alle Schuld auf mich, obwohl ich mich für kein Vergehen zuständig fühlte. Der Polizeibeamte wirkte irritiert. Hatte er sich das Verhör anders vorgestellt?

„Bist du sicher, dass dem so ist?", fragte er mich. „Ist dir bewusst, was du gerade tust? Nenn mir doch einfach die Namen, dann ist alles gut. Ansonsten werden dir womöglich Sozialstunden auferlegt. Willst du das wirklich?"

Ich zuckte die Schultern. Meine Zukunft schien eh im Arsch. Also konnte ich auch alle Schuld auf mich nehmen.

Das Ende vom Lied war, dass ich aufgrund meines beharrlichen Schweigens für den angerichteten Schaden allein verantwortlich gemacht wurde und mich nach Schulschluss für zwei Wochen bei einem Bauern verdingen musste.

Ich fand das nicht weiter schlimm, zumal sich der Bauer mir gegenüber sehr freundlich verhielt, und dass ich

Unkraut auf den Feldern jäten und bei der Kartoffelernte helfen musste, störte mich nicht.

Viel schlimmer fand ich dagegen, dass Ragnar und Thilo mir zuerst beleidigende Handy-Nachrichten übermittelten, um schließlich den Kontakt ganz abzubrechen. Kein Danke an mich für mein Schweigen. Vielmehr wurde ich als „gefährlich und dumm“ dargestellt. Lediglich Arvid verstand, was ich für die Jungs getan hatte. Aus freien Stücken, wohlgemerkt.

In jenem Jahr ging es ziemlich turbulent in meinem Leben zu. Mittlerweile vierzehn Jahre alt, ließ ich mir immer weniger von meiner Mutter gefallen. Eine Gegenreaktion, weil ich insgeheim noch immer um ihre Gunst buhlte. Ja, ich wünschte mir, dass sie mir einmal ihre Liebe zeigte und sich Sorgen um mich machte. Ganz ehrlich, ich fühlte mich vernachlässigt. Auch deshalb, weil ich kaum Geld bekam, um Lebensmittel einzukaufen. Das Kochen hatte ich mir selbst beigebracht. Aber was nützte das, wenn der Kühlschrank meistens leer blieb oder ich mich von kläglichen Resten wie Käse ohne Brot, einem Stück Gurke und etwas Müsli, falls ich noch Milch im Kühlschrank fand, ernähren musste.

Notfalls sollte ich zu Oma und Opa gehen, hatte Mutter mir gesagt. Doch sie vergaß dabei, dass es jedes Mal Ärger wegen der Kosten gab. Die Großeltern hatten uns Geschwister in der Vergangenheit oft genug durchgefüttert und wollten dafür endlich Geld von unserer Mutter sehen. Sie verweigerte das und so kam es immer wieder zu heftigem

Streit, obwohl es ja nur noch um mich ging. Aurelia studierte nach wie vor in Freiburg. Mila war ebenfalls längst ausgezogen und Hannah zeigte sich lediglich sporadisch. Sie war mit ihrem Freund Andre zusammen und verbrachte viel Zeit bei seiner Familie.

Ja, Mutter sollte sich einmal Sorgen um mich machen. Das wünschte ich mir so sehr, dass ich mir eines Tages bei einem jungen Nachbarn zwei vorgedrehte Joints besorgte. Nein, ich wollte sie nicht rauchen, das war zu der Zeit nichts für mich. Ich tat nur manchmal so, als ob, um in meiner Clique akzeptiert zu werden. Denn, ganz ehrlich, gefühlt rauchten fast alle in meinem Umfeld Cannabisprodukte. Doch selbst wenn ich mich hier verweigerte, schien ich kein besserer Mensch zu sein. Ich trank ja noch immer mehr oder weniger heimlich Alkohol, trotz Versuche, von dem regelmäßigen Konsum runterzukommen. Aber wen interessierte das schon.

Die gekauften Joints legte ich auf den Schreibtisch in meinem Zimmer und bedeckte sie mit einem Buch. Ich wollte testen, ob Mutter herumspionierte, denn ich besaß keinen Schlüssel, um den Raum abzuschließen. Sie selbst verschloss fast alle Türen, sodass ich die Küche lediglich durch das Wohnzimmer erreichen konnte. Alle anderen Zimmer waren mir verwehrt.

Es vergingen einige Tage und nichts schien zu passieren. Weder war eine Veränderung auf dem Schreibtisch zu entdecken noch ließ sich Mutter zu einem Tadel oder einer sonstigen Bemerkung hinreißen.

Ich dachte: *Okay, dann kann ich die Joints ja wegschmeißen*, was ich auch tat.

Doch dann forderte Mutter mich eines Tages auf, sie auf die Polizeiwache zu begleiten. Dort stellte sich heraus, dass sie die Joints natürlich entdeckt und darüber hinaus über mein Handy auf Facebook herumgestöbert hatte. Ich musste mich einem Drogentest unterziehen, der ganz klar negativ ausfiel, und mich den demütigenden Sprüchen der Polizisten aussetzen: „Also wenn du meine Tochter wärst, würde ich mich für dich schämen."

Oder: „Du bist ein so verlogenes Ding – und das schon in so jungen Jahren."

Oder: „Deine Mutter kann einem leidtun."

Oder: „Wie viele Storys, dass du nicht kiffen würdest, willst du uns noch auftischen?"

Oder: „Gesteh endlich oder meinst du, deine Mutter würde dich einfach so beschuldigen? Wir haben schließlich Beweise."

*Welche Beweise*, dachte ich und wusste, dass sie blufften. Schließlich hatte ich die als Lockmittel gedachten Joints weggeworfen.

Da die Beamten mir nichts nachweisen konnten, steigerte sich deren Aggressivität mir gegenüber. Vom Aussehen her jedenfalls schien ich in das Beuteschema einer „auf den falschen Weg geratenen Person" zu passen: Mit Piercings im Gesicht, bunten Haaren mit Extensions auf einer Seite (ich ließ den Irokesenschnitt gerade rauswachsen und war dabei, zu blond mit schwarzen Spitzen zu wechseln), typischen Punk-Klamotten mit zerrissenen Hosen, Bandshirt und

Festivalbändern am linken Handgelenk. Dabei wollte ich eigentlich vom Punkstyle wegkommen und wieder das tragen, auf was ich Lust hatte, ohne mich auf eine Musikrichtung oder -gruppe festzulegen.

Der negative Drogentest hätte wohl den meisten Müttern gefallen. Meiner Mutter nicht. Sie schien enttäuscht, zeigte jedoch alle meine Facebook-Kontakte an, was hieß, jeder bekam einen Brief von der Polizeibehörde wegen vermeintlichen Drogenmissbrauchs und musste sich einem Urintest unterziehen.

Diese Tatsache war mir mega-peinlich. Ich litt. Doch je mehr ich innerlich am Verzweifeln schien, umso mehr freute sich meine Mutter. Das war schon immer so gewesen und würde sich wohl niemals ändern. So die bittere Erkenntnis aus meinem Versuch, dass sie mir einmal ihre Liebe zeigen und sich Sorgen um mich machen sollte.

Ich erfuhr die Liebe dann auf andere Weise, obwohl ... erst einmal musste ich mit den begehrlichen Blicken der verschiedensten Männer klarkommen. Eigentlich kein neues Phänomen für mich, denn wenn ich zurückdachte, hatten die Kerle mich schon immer im Visier. Nicht selten wurde ich angemacht, einfach so, egal ob es sich um jemand aus der Kirchengemeinde, dem Freundeskreis oder um völlig fremde Personen handelte. Insbesondere ältere Männer glotzten mir nach. Die jüngeren pfiffen mir hinterher oder quatschten mich an, so als trüge ich einen Stempel auf der Stirn: *Bitte ansprechen.* Freche Bemerkungen waren keine Seltenheit, etwa: „Hey Süße, also dich würde ich auch gerne mal …“ Das letzte Wort schien austauschbar, klang aber stets obszön.

Als ekelhaft empfand ich es, wenn ich ungefragt angefasst wurde. Ich wusste oft gar nicht, wie ich damit umgehen sollte, insbesondere, wenn ich denjenigen kannte. Ich dachte irgendwann tatsächlich, das sei normal und gehöre ab einem gewissen Alter dazu. Und dann die pornografischen Bilder, die auf meinem Handy landeten. Wollten die Typen mir zeigen, wie männlich sie waren? Pah, gerade die schienen doch mit ihrer Männlichkeit ein Problem zu haben. Und doch verunsicherte es mich. Wie sollte ich darauf reagieren? Meist ignorierte ich solche Fotos und wenn ich direkt angesprochen wurde, grinste ich die offensichtlichen Bemerkungen weg.

Und dann lernte ich über meinen Freundeskreis Paul kennen, einen coolen Typen mit Septum, Nasenring und Lippen-Piercings, fast immer schwarz gekleidet und etwa zwanzig Jahre alt. In seiner Nähe fühlte ich mich wohl, auch wenn ich meist nervös reagierte.

Irgendwann dachte ich, dass ich mit ihm mein „erstes Mal“ haben könnte. Ich fand ihn sympathisch, ohne verknallt zu sein. Vor allem interessierte mich, ob ich damals, als kleines Mädchen, in einer der Kurkliniken tatsächlich vergewaltigt worden war oder ob ich mir das eingebildet hatte. Das vermeintlich fehlende *Jungfernhäutchen* sollte es beweisen. Paul hatte eine eigene Wohnung und an einem Wochenende lud er mich ein, bei ihm zu übernachten. Ich war schrecklich aufgeregt und hatte Angst – weniger vor dem Sex als vielmehr wegen des Resultats, das ich mir erhoffte.

Wir machten es uns auf seinem Bett gemütlich, tranken Wein und schauten fern, eine Musiksendung oder sonst irgendwas. Paul schien bald ziemlich angetrunken und ich war auch nicht mehr nüchtern. Wir küssten uns und dann ging alles sehr schnell. Bis auf ein kurzes, unangenehmes Gefühl konnte ich mich später kaum mehr an etwas erinnern.

Paul schlief danach ziemlich schnell ein und auch ich versuchte zu schlafen.

Am nächsten Morgen lag eine seltsam angespannte Stimmung in der Luft. Ich fühlte mich nicht besonders. Keine Spur von *Ich bin jetzt endlich eine erwachsene Frau.* Also schnell weg und ab nach Hause.

Weil ich mich unwohl fühlte und auch unter leichten Unterleibsschmerzen litt, ging ich zur Toilette. Während des Pinkelns merkte ich, dass etwas Schleimiges, leicht blutiges Etwas aus mir herauskam. Das Hymen.

Ich schien damals also nicht vergewaltigt worden zu sein, hatte mir das alles wohl nur eingebildet. Andererseits wusste ich, dass das Jungfernhäutchen sehr elastisch ist, es verschließt die Scheidenöffnung, kann sich aber auch wieder zusammenziehen und sich so den Gegebenheiten anpassen. Ich grübelte. Rief mir die Situation von damals in Erinnerung. Alles wirkte real und das verlorene Hymen schien letztendlich kein Beweis.

Der Kontakt zu Paul ging schlagartig den Bach runter, wurde immer seltener, bis wir uns gar nicht mehr trafen. Ich gab mir die Schuld, dachte, ich sei zu langweilig. In den Sex-Filmchen, die ich mir zuvor reingezogen hatte, waren die

Mädels ganz schön zur Sache gegangen. Hier konnte ich wohl nicht punkten.

Zwei Jahre später traf ich Paul dann zufällig auf einem Konzert wieder. Offen gesagt, war mir die Begegnung peinlich. Er redete sofort auf mich ein, sagte, dass er sich damals ziemlich bescheuert verhalten hätte, was ihm sehr leidtue. Er habe ja nicht gewusst, dass ich noch Jungfrau gewesen sei. Er sagte noch einiges mehr. Doch ich fand den Ort für solche Art Gespräche nicht gerade ideal, wollte nur fort und versuchte, ihn abzuwimmeln: „Es ist schon alles okay, wirklich. Vergiss es einfach.“

Seitdem sind wir uns nie wieder begegnet.

# Vierzehntes Kapitel

## Johanna

Die Berlin-Reise schien nach wie vor kein Thema, also ging ich davon aus, dass Matze von meinen Eskapaden mit Joel nichts mitbekommen hatte. Allerdings waren wir uns bisher auch nicht wieder nähergekommen. Seelisch meine ich. Denn ich fand einfach keine tiefere Verbindung zu ihm, diese Innigkeit, wie wir sie anscheinend vor meiner Amnesie gehabt hatten.

Zu Hause redeten wir kaum miteinander, also recherchierte ich im Internet nach Hunden. Zunächst nicht gezielt. Doch das Gefühl, durch einen Hund niemals mehr allein zu sein und gleichzeitig jemanden zu haben, der umsorgt werden wollte, wurde immer stärker und so landete ich bald auf der Seite einer Frau, die Islandhunde züchtete.

Islandhunde würden zu den *seltenen* Hunderassen gehören, fänden aber immer mehr Liebhaber unter Hundefreunden, denn sie seien intelligent, bewegungsfreundlich und anhänglich. Die in Island selbst fast ausgestorbene Rasse sei zudem robust und gut erziehbar.

*Prima*, dachte ich, und träumte von einem Welpen, der gerade das Licht der Welt erblickt hatte und mit meiner Hilfe seine neue Umgebung erkunden würde. Ein Traum, ja, denn ich traute mich zunächst nicht, mit Matze darüber zu reden. Würde er mich verstehen, schließlich schien ich ja noch immer nicht im Hier und Jetzt angekommen zu sein? Oft wusste ich nicht, was vorne und hinten war, ob ich die Dinge richtig auf die Reihe bekam und wie ich mit meinen

Emotionen umgehen sollte. Und dann mein bisheriges Leben, in das ich nur teilweise eindringen konnte. Immer wieder versuchte ich bestimmte Szenen, die plötzlich auftauchten wie kleine Blitze, zu deuten und zu verstehen. Die Sache mit der Körperverletzung zum Beispiel. Denn eines Tages zeigte ich meine Mutter an, auch wenn ich ahnte, dass der Schuss mal wieder nach hinten losgehen würde.

An dieser Stelle blieb mein Erinnerungsprozess stecken. *Welchen Auslösers hatte es bedurft? In welcher Verfassung hatte ich mich befunden? Wie alt war ich damals?*
Es brauchte eine Weile, um die Bilder zu ordnen, die durch mein Gedächtnis huschten. Und dann fand ich endlich den roten Faden:

Auslöser war mal wieder ein Streit zwischen meiner Mutter und mir gewesen, die, wie jeden Abend, verlangt hatte, dass ich die Küche aufräumen sollte. Mir ging es zu dem Zeitpunkt körperlich nicht besonders gut, ohne dass ich die Symptome hätte benennen können. Ich war fünfzehn Jahre alt und litt womöglich unter Periodenproblemen oder anderen Befindlichkeiten. Jedenfalls wollte ich mich für einen Moment ausruhen, fünf Minuten vielleicht, um danach die Küchenarbeit fortzusetzen. Daher sagte ich im entspannten Ton zu meiner Mutter: „Du, ich räume später auf, ich möchte nur kurz in mein Zimmer gehen und für eine Weile ruhen.“ Ich erhob mich vom Küchentisch und ging nach oben.

Kaum hatte ich mich in meinem Zimmer auf dem Schreibtischstuhl niedergelassen, stand meine Mutter auch schon neben mir und riss mich, nein, schleuderte mich vom Stuhl direkt aus der offenen Zimmertür hinaus. Durch den enormen Schwung knallte ich mit Kopf und Rücken gegen die Badezimmertür, landete auf dem Fußboden und blieb dort für wenige Sekunden bewusstlos liegen. Womöglich eine Schutzreaktion. Der Aufprall schien heftig. Doch was hatten diese mir enorm groß erscheinenden Hände vor meinem Gesicht zu suchen? Die Hände meiner Mutter. Sie wirkten bedrohlich und ich versuchte, sie mit aller Kraft von mir fortzudrücken. Ein Fluchtinstinkt ergriff mich. Ich wollte weg. Raus aus der Gefahrenzone. Hilfe holen.

Ich schaffte es irgendwie, mich aufzurappeln, rannte an meiner Mutter vorbei, flitzte die Treppe nach unten und tauschte flink die Hausschuhe gegen Straßenschuhe aus. Hinter mir hörte ich meine Schwester Hannah verzweifelt rufen. Sie hatte den Vorfall mit angesehen und machte ihrem Entsetzen Luft.

Ich reagierte nicht, rannte keuchend davon, die Straße hinunter und bis zum Haus meiner Freundin Giselle. Ihr erzählte ich atemlos, was passiert war. Die Schmerzen im Rücken spürte ich in dem Moment kaum, und die verdammten Kopfschmerzen blendete ich aus.

Mit Giselle allein in ihrem Zimmer schob ich meinen Pullover nach oben, bat sie, nach blauen Flecken und Spuren von Verletzungen zu suchen. An meinem Kopf spürte ich ganz deutlich den Aufprall an der Türkante. Eine sich bildende Beule war bereits deutlich zu spüren.

Plötzlich wurde mir schwindelig und zu allem Übel auch noch schlecht, sodass ich mich im Badezimmer von Giselles Eltern übergeben musste.

Nachdem ich mich etwas erholt hatte, war klar, dass ich bei meiner Freundin übernachten würde. Aber vor allem würde ich am nächsten Morgen zur Polizei gehen, um meine Mutter wegen Körperverletzung anzuzeigen.

Was so einfach klingt, war es nicht. Für eine Anzeige benötigte ich meinen Personalausweis und der steckte in meinem Portemonnaie, das in meinem Zimmer lag.

Am nächsten Morgen begab ich mich umgehend zu unserem Haus und verhielt mich dort so leise wie möglich. Ich griff mir die Geldbörse samt Ausweis und was ich sonst noch glaubte, zu benötigen. Und gerade als ich die Haustür hinter mir schließen wollte, brüllte meine Mutter durch das geöffnete Fenster: „Johanna, wo willst du hin? Komm sofort zurück, du musst in die Schule."

„Nein ich komme jetzt nicht zurück", antwortete ich erschrocken. „Ich gehe zur Polizei und zeige dich wegen Körperverletzung an."

Das hätte ich wohl besser nicht gesagt, doch nun waren mir die Worte entschlüpft. Und ganz ehrlich, wer rechnet schon damit, dass die eigene Mutter ... Aber alles der Reihe nach. Giselle, die älter war als ich und bereits einen Führerschein besaß, begleitete mich zum Polizeirevier, durfte jedoch nicht mit in den Verhörraum und musste im Flur warten.

Ich dagegen wartete in dem zugewiesenen Zimmer, bis sich einer der beiden Polizisten, die ich bereits durch die nervige Drogengeschichte kannte, meiner annehmen würde. Der ältere Polizeibeamte betrat dann auch nach einer gefühlten Ewigkeit den Raum. Sein Blick verriet mir seine nach wie vor vorhandene Geringschätzung mir gegenüber. *Also wenn du meine Tochter wärst* ... Na ja, ich konnte mir ausmalen, was genau er dachte.

Ich versuchte, entspannt rüberzukommen, atmet tief ein und wieder aus. Doch innerlich fühlte ich mich geschwächt, auch wenn mein Adrenalinspiegel mir ungeahnte Kräfte zu verleihen schien. Keinesfalls würde ich mich unterkriegen lassen!

Kaum gedacht, brach ich allerdings in Tränen aus. Die Geschichte selbst und der Grund, warum ich meine Mutter wegen Körperverletzung anzeigen wollte, verpuffte bereits nach wenigen Sätzen. Ich hätte sowie nicht zu Ende reden können, denn der Polizist unterbrach mich abrupt. Meine Mutter sei vor wenigen Minuten hier auf der Polizeidienststelle gewesen, um *mich* wegen Körper-verletzung anzuzeigen. Ich hätte nicht im Haushalt mit anpacken wollen, hätte sie aus lauter Wut und aus dem Nichts heraus angegriffen. Dabei hätte ich sie grob an den Händen gepackt. Aus Notwehr hätte sie mich dann weggeschubst und sich ins nächste Zimmer gerettet.

Ich sah den Polizisten wahrscheinlich mit offenem Mund an, starr vor Entsetzen und völlig neben der Spur. „Also Moment mal“, versuchte ich mich zu rechtfertigen. „Meine Mutter verdreht völlig die Situation.“

Doch es half nichts. Ich schien bei dem Beamten einen schlechten Stand zu haben und von *Freund und Helfer* konnte keine Rede sein. Vielmehr schlug der Mann vor, von einer Anzeige abzusehen, dann würde meine Mutter die ihre sicher ebenfalls zurücknehmen.

„Wirklich? Ist das Ihr Ernst?“ Ich schüttelte entschieden den Kopf, beharrte auf einer Anzeige, die vor Ort und auf der Stelle aufgenommen und durch Fotos der Hämatome auf meinem Rücken sowie der Beule am Kopf untermauert wurde.

Giselle, die im Flur auf mich gewartet hatte, fuhr mich anschließend nach Hause. Dort ging ich direkt auf mein Zimmer, ohne meiner Mutter, die mir im Treppenhaus begegnete, eines Blickes zu würdigen. Sie lachte mir hinterher. Es klang schadenfroh.

Wie die Sache ausging, ob meine Mutter die Anzeige zurücknahm oder nicht und wie ich reagierte, schließlich war meine Schwester Hannah zufällig Zeugin des Vorfalls geworden, ich hätte also gute Chancen gehabt, mit meiner Darstellung durchzukommen ...? Keine Ahnung. So sehr ich mich auch bemühte, gedanklich weiter in diese Zeit einzudringen, es gelang mir nicht. Ich erinnerte mich jedoch an die Phase kurz vor meinem sechzehnten Geburtstag, als ich meiner Mutter ihren wohl größten Wunsch erfüllte. Einen Wunsch, den sie seit vielen Jahren mal mehr und mal weniger aggressiv vorantrieb. Ich verließ sie und mein Zuhause und suchte Zuflucht in einer Pflegefamilie. Zuflucht deshalb, weil meine Mutter keinen Hehl daraus machte, dass ich eine große Last für sie sei. Dabei verlief alles noch viel dramatischer. Denn wie es zwischen ihr und mir zuging, was sie zu mir sagte, mir entgegenschrie und welche Gerüchte sie in Umlauf setzte, um mir zu schaden, schien kaum jemandem, der uns kannte, bewusst. Das Leben mit meiner Mutter verlief willkürlich. Und wenn sie keine Lust hatte, mit mir und meinen Geschwistern zu reden, schob sie handschriftliche Briefe durch die Zimmertüren.

Darüber hinaus genoss es meine Mutter sichtlich, wenn ich in Konflikte mit Behörden wie Polizei und Jugendamt geriet, sie mich bloßstellen konnte und ich als „ungezogen“ galt. Ich, ihr jüngstes Kind und offensichtlich von einem anderen Mann als ihrem Ehemann gezeugt. Ein Unfall, wie man es umgangssprachlich nennen würde.

Aber ich war nun mal da, forderte Respekt und Liebe ein.

Eine schwierige Situation für meine Mutter, die mir beides nicht ohne Weiteres gewähren wollte. Insbesondere in eigentlich guten Phasen fand sie immer wieder Gründe, mein Leben in Aufruhr zu versetzen oder mich falscher Tatsachen zu beschuldigen. So wie damals im Bauwagen von Freunden in einem Nachbarort. Ich hatte meine Mutter ausdrücklich gefragt, ob ich das Wochenende dort verbringen dürfte, und sie hatte zugestimmt.

Nach Einbruch der Dunkelheit feierten wir Party, zu der weitere Jugendliche aus dem Ort eingeladen waren. Gerade als die Stimmung so richtig hochkochte und ich mich endlich wieder einmal frei und glücklich fühlte, kam ein Junge von draußen in den Bauwagen gerannt: „Johanna, Johanna“, rief er mir zu. „Die Polizei ist da. Sie suchen nach dir.“

Mittlerweile hatte auch ich den eintreffenden Polizeiwagen wahrgenommen und die Stimmen der Polizisten, die Leute nach mir befragten.

Wieso suchte man mich? Ich konnte mir das nicht erklären und ging nach draußen. Nachdem ich meinen Namen genannt hatte, hieß es lediglich: „Du kommst mit zur Polizeiwache!“ Einen Grund erfuhr ich nicht.

Eine Dreiviertelstunde später auf der Wache, in einem Zimmerchen wartend, auf was auch immer, erschien meine Mutter. Ich reagierte überrascht, war es aber eigentlich nicht. Ihr hämisches Grinsen kannte ich ja bereits und diesen ganz speziellen Gesichtsausdruck, der durchblicken ließ, wie sehr sie die eigentlich unangenehme Situation genoss.

„Na, da ist ja die kleine Ausreißerin“, rief sie aus, die mir das Wochenende bei Freunden, von dem ich lediglich wenige Stunden hatte genießen können, erlaubt hatte.

Der ihr folgende Polizist reagierte auf ihre Worte und die Art, wie sie es sagte, sichtlich irritiert. Hatte sie ihm einen anderen Vorwand genannt, um nach mir zu suchen? Soweit ich wusste, wurde die Polizei erst nach frühestens vierundzwanzig Stunden aktiv, um eine Suchaktion nach einem Vermissten einzuleiten.

Es war aber nicht nur meine Mutter, die mein Leben als Teenager versuchte, aus den Fugen zu bringen. Es war auch meine erste Liebe Sinan, die mir zusetzte. Eine kurze Liaison über wenige Monate, die so schnell endete, wie sie begonnen hatte. Ich fühlte mich bei Diskussionen schnell verletzt, reagierte verärgert, schluckte meinen Frust runter und verhielt mich insgesamt wohl ziemlich zickig. Nicht gerade selten schickte ich Sinan Hass-Nachrichten auf sein Handy, die ich dann meist wieder zurücknehmen wollte. Bat um eine erneute Chance. Irgendwann reagierte er nicht mehr und machte Schluss.

Ich war enttäuscht, vor allem von mir selbst. Warum hatte ich es nicht geschafft, an seiner Seite ein ganz normales Mädchen zu sein, fernab von irgendwelchen Allüren?

Doch zu spät. Auf dem Schulhof, während der Pausen, holten mich despektierliche Bemerkungen seiner Freunde ein: „Dort läuft die dumme Kuh ... die ist ja so hässlich ... eine echte Psycho-Tante“. Sie warfen mir Steine hinterher oder versuchten, handgreiflich zu werden.

Ich wollte meinem Leben entfliehen, vor allem dem Zusammenleben mit meiner Mutter, und entschied mich daher für eine Pflegefamilie. Jemand gab mir den Tipp, dass es in einem nahe gelegenen Ort eine nette Familie gäbe, die in der Vergangenheit bereits Pflegekinder – vom Jugendamt vermittelt – aufgenommen hätte. Ich traute mich nicht, Familie Vogt persönlich anzusprechen, und nahm zunächst über die Tochter Dana, die auf meine Schule ging, über Facebook Kontakt auf (denn auch sie wollte ich zunächst nicht persönlich ansprechen). Ich erklärte kurz meine familiäre Situation. Schrieb, dass mein Vater verstorben wäre, als ich fünf Jahre alt war. Versuchte, das schwierige Verhältnis mit meiner Mutter darzustellen, und ging auf das aktuelle Mobbing ein.

Dana antwortete, dass ihre Mutter eigentlich keine Kinder mehr in Pflege nehmen wolle, sie jedoch mein Anliegen mit ihr besprechen würde. Nach einem persönlichen Treffen ging dann alles sehr schnell. Familie Vogt wollte mich aufnehmen. Wir sprachen mit dem Jugendamt darüber und wenige Tage später zog ich bei der Familie ein.

Dass ich diesen Schritt unternahm, fand meine Mutter klasse. Sie half mir beim Packen, fuhr mich in meinen neuen Wohnort und stellte sich persönlich der Familie vor. Dort bemerkte ich es dann wieder, dieses Grinsen auf ihrem Gesicht, das ich so gut kannte. Sie präsentierte sich als Frau, die es nach dem frühen Tod ihres Ehemannes schwer hatte, vier Mädchen allein großzuziehen. Es seien harte Zeiten gewesen, doch sie hätte stets ihr Bestes gegeben.

Auch diese Art der Formulierungen kannte ich bereits. Dass sie teilweise zu rüden Erziehungsmethoden griff, oft kein Essen im Kühlschrank zu finden war und ihre Fürsorge zu wünschen übrig ließ, erwähnte sie natürlich nicht.

Nun gehörte ich also zu Familie Vogt, hatte dort mein eigenes Zimmer und bekam Dana als *neue Schwester* und ihren Bruder Nathan als Freund mit dazu.

Der Empfang war herzlich. Die Familie ließ mir Zeit zum Eingewöhnen und ich spürte sofort die für mich ungewohnte Atmosphäre: entspannt, herzlich und hilfsbereit. Hier wurde nicht herumgeschrien. Es gab keine böswilligen Unterstellungen. Alle begegneten sich auf Augenhöhe, und täglich stand warmes Essen auf dem Tisch.

Ich war dankbar, dass Familie Vogt nicht nur für mein persönliches Wohl sorgte, sondern sich für meine schulischen Leistungen interessierte. Sie zahlten mir Englisch-Nachhilfe, halfen mir bei den Schulaufgaben, steckten mir Taschengeld zu und gaben auf mich acht.

Dieses komplett *andere* Familienleben, aufgebaut auf Verantwortung und Fürsorge, fühlte sich großartig an, zumal ich mich mit Dana gut verstand. Schlecht an der Situation schienen lediglich meine *schlechten* Gedanken:

*War es wirklich die richtige Entscheidung, in einer Pflegefamilie zu leben? So, wie ich aussehe (ich trug nach wie vor Piercings, bunte Haare und Punk-Klamotten), schämt sich die Familie bestimmt für mich.*

*Werden sie mich auf Dauer mögen? Ich mache doch immer alles irgendwie falsch.*

*Sollte ich mich nicht besser zurückhalten und öfter auf mein Zimmer gehen, um nicht zu stören?*

*Schaffe ich trotz Nachhilfe und Fürsorge überhaupt die Mittlere Reife?*

*Schmeißen sie mich danach vielleicht raus und ich darf nie wieder in diese tolle Familie zurück?*

*Ich bin anscheinend ein schlechter Mensch. Viele Leute hassen mich. Warum sollte ausgerechnet Familie Vogt mich lieb haben?*

Und es schlich sich noch etwas ein: Eifersucht! Eifersucht auf die Liebe der Eltern zu Dana und Nathan. So eine innige Liebe hatte ich mir stets von meiner Mutter gewünscht.

Ich versuchte, so gut es ging, meine negativen Gefühle zu zügeln und im Zusammenleben alles richtig zu machen.

Aber ich wusste oft nicht, was in bestimmten Situationen *richtig* wäre. Deshalb zog ich mich häufig in mein Zimmer zurück, versteckte mich förmlich und ließ mich nur blicken, wenn Dana zu Hause war oder jemand nach mir rief.

Die gute Nachricht: Ich schaffte meine Mittlere Reife und somit den Schulabschluss. Leider fand ich zunächst keinen Ausbildungsplatz. Meine Bewerbungen kamen bei den Verantwortlichen nicht gut an und ich dachte: *Na klar, wer will mich schon haben?*

Und dann erhielt ich doch noch eine Einladung. Zu dem Termin zeigte ich mich optisch gemäßigt, also keinesfalls im brutalen Punk-Look, und schien zunächst auch einen guten Eindruck zu machen. Im Laufe des Gesprächs überforderte mich die Situation jedoch, was zu einem Nervenzusammenbruch führte. Plötzlich erlebte ich mein Umfeld fremd und völlig surreal. Ich begann zu zittern, Schweiß brach mir aus allen Poren und ich musste weinen, wurde geradezu von Weinkrämpfen geschüttelt. Mein Gegenüber, jetzt mindestens so hilflos wie ich, versuchte mich zu beruhigen. Und als ich mich wieder einigermaßen gefasst hatte, empfahl die Frau mir, mich im kommenden Jahr noch einmal zu bewerben. Sie musste es nicht ausdrücklich sagen, aber aufgrund meiner labilen psychischen Verfassung traute sie mir die ausgeschriebene Stelle aktuell nicht zu.

So trat ich ein Freiwilliges Soziales Jahr in der Diakonie in U. an, zu dem mich Dana inspirierte, die zu Hause ausgezogen war und dort ebenfalls ein FSJ absolvierte.

Und damit begann für mich das eigentliche Problem. Ohne Dana als Mitbewohnerin, mit der ich abhängen konnte, fühlte ich mich fehl am Platz. Bei aller Freundlichkeit, die mir entgegengebracht wurde, war Familie Vogt nicht meine eigene Familie. Also sah ich mich ebenfalls nach einer kleinen Wohnung um und Familie Vogt half mir dabei, zumal ich bald achtzehn Jahre alt und somit volljährig wurde.

Geprägt von einer schlechten Meinung über mich, die ich einfach nicht abschütteln konnte, hielt ich es kaum für möglich, etwas Passendes zu finden. Doch siehe da, es fand sich ein Vermieter, der mir gegenüber freundlich auftrat, was sicher mit dem positiven Einfluss von Familie Vogt zusammenhing. Denn eigentlich, so erzählte er, hätte er gerade erst schlechte Erfahrungen mit einem jungen Mieter gemacht. Ihm sei die Wohnung zugesagt worden, derjenige wäre jedoch kurzfristig abgesprungen. Daher sei ihm ein älterer und somit charakterlich eher gefestigter Mieter lieber. Bei mir würde er eine letzte Ausnahme machen.

Ich versicherte beflissen, dass er sich auf mich verlassen könne, und betonte das auch Familie Vogt gegenüber. Große Worte. Denn auch ich sagte kurzfristig wieder ab. Ich hatte zwischenzeitlich Matthias und seinen Kumpel Joel kennengelernt und würde mit ihnen in einer Wohngemeinschaft in Stuttgart leben.

Für mich ein schlechter Abgang aus der Familie. Ich hatte es mal wieder geschafft, dass mich zum Schluss alle verachteten:

Der Vermieter, obwohl ich mich mit einem Blumenstrauß versuchte zu entschuldigen. (Okay, Familie Vogt hatte mich dazu gedrängt, denn ich selbst hätte mich lieber davor gedrückt. Denn dass der Vermieter stinksauer auf mich war, schien offensichtlich. Er öffnete kurz die Wohnungstür, entriss mir förmlich den Strauß und schloss die Tür sofort wieder).

Familie Vogt, die sich umsonst für mich eingesetzt und auf mein Wort vertraut hatte.

Und schließlich Dana, mit der es aus anderen Gründen zu Missverständnissen und heftigen Streitereien kam, auch hinsichtlich einer weiteren Freundin, was der Familie nicht verborgen blieb.

Während der letzten Tage im Haus von Familie Vogt schlugen mir Enttäuschung und Unverständnis entgegen. Sätze wie: „Also, das hätten wir nicht von dir gedacht!", oder „Wir haben dich liebevoll aufgenommen und so dankst du es uns", waren berechtigt und trafen mich hart.

Ich wusste mir nicht anders zu helfen, als die Zeit bis zum Auszug bei meiner Mutter zu verbringen. Ein letzter Ausweg, denn ich wollte der so herzensguten Familie Vogt meinen Anblick ersparen.

Und was meine Mutter betraf. Sie empfing mich mit ihrem bekannten Grinsen und freute sich offensichtlich, dass ich meine Pflegefamilie verlassen würde. Beflissen bot sie mir an, beim Umzug in die WG nach Stuttgart zu helfen. Sie mochte es, wenn ich Ablehnung von anderen erfuhr, oder auf den Punkt gebracht: Wenn ich am Boden lag und mich alle hassten.

# Fünfzehntes Kapitel

## Johanna

Ich traute mich endlich, Matze von meinem Wunsch nach einem Hund zu erzählen, einem Islandhund. Denn die entdeckte Internetseite und die dort abgebildeten wuscheligen Tiere waren mir bereits ans Herz gewachsen. Matze schien Verständnis zu haben. Jedenfalls machte er kein Theater. Also riefen wir die Züchterin an und vereinbarten einen Besuchstermin.

Uns begrüßten fünf aufgeweckte Islandhunde und im Inneren des Hauses rekelten sich drei zuckersüße Welpen in einem Körbchen. Zwei davon wirkten ziemlich keck. Der Dritte beschnupperte uns kurz, kroch dann aber wieder zurück in seine vertraute Umgebung. Er wirkte optisch etwas anders als seine Geschwister, was an den Ohren lag, die nicht steil aufgestellt waren, sondern ein wenig nach unten hingen. Insgeheim hatte ich mich längst für ihn entschieden. Für Glói, dessen Name übersetzt „glühen" oder auch „hell" bedeutet, wie die Züchterin uns erzählte, mit eigenem Stammbaum und laut Ahnentafel und vollem Namen: *Stjórnudals chi Glói.*

Die Züchterin meinte, dass Glói wohl schwer zu vermitteln sei, weil er optisch nicht dem Standard entspräche. Grundsätzlich hätte sie jedoch bei der Züchtung darauf geachtet, die der Rasse angeborene Aggressivität herauszunehmen, denn eigentlich sei der Islandhund ein Hütehund und entsprechend aktiv. Hier müsse sie auf seine

Bellfreudigkeit hinweisen. Er würde sich als Rudelführer sehen, der sein Territorium verteidigen müsse.

Nach dem Treffen ging mir Glói mit seinen ein wenig hängenden Ohren und hellen Vorderpfoten nicht mehr aus dem Kopf, auch wenn mir vor den Herausforderungen angst und bang wurde. Doch der Wunsch, ihn als zukünftigen Begleiter, Freund und Unterstützer in meiner Nähe zu haben, überwog. Er sollte viel mehr sein als nur ein Haustier.

Wir setzten uns erneut mit der Züchterin in Verbindung, klärten alles Notwendige ab, besorgten Lehrbücher, um uns dem Tier gegenüber richtig zu verhalten, und kauften Fressnapf, Leine, Spielzeug, Leckerlis und all die erforderlichen Dinge ein.

Obwohl ... mit Leckerlis wollten wir ihn nicht allzu sehr verwöhnen. Er sollte durch Worte und Zuneigung positiv bestärkt werden, und nicht durch zusätzliche Nahrung.

Die ersten Tage gemeinsam mit Glói waren aufregend, auch deshalb, weil meine Gefühle für den Rüden regelrecht überflossen. Und natürlich wollten wir alles gut machen, was hieß, liebevoll und konsequent zu sein, ihm einen stressfreien Alltag zu bieten, Grenzen aufzuzeigen und für klare Regeln und Strukturen zu sorgen.

Um das alles von Anfang an umzusetzen, nahmen Matze und ich im Wechsel Urlaub. Doch dann, als wir beide wieder arbeiten mussten, machte Glói uns durch heftiges Bellen klar, dass er keinerlei Lust verspürte, acht Stunden allein zu Hause zu verbringen. Das schien verständlich und wir überlegen, wie wir vorgehen könnten. Matze fand eine

Lösung, indem er sich beim Sender zunächst auf Dauerspätschicht eintragen ließ. So konnte ich tagsüber arbeiten, und wenn ich nachmittags nach Hause kam, löste ich Matze als Welpenhüter ab.

Das lief so ein halbes Jahr, dann führten wir Glói vorsichtig an ein längeres Alleinsein heran. Mittlerweile war er aus unserem Zusammenleben nicht mehr wegzudenken und mir längst ein aufmerksamer Helfer und Beschützer geworden.

Während dieser Zeit verbesserte sich die Beziehung zu Matze. Aber was hieß verbessern? Unsere Freundschaft vertiefte sich, von Liebe und Nähe nach wie vor kaum eine Spur. Unsere Gefühlswelt schien verstaubt und was Sex betraf, bemühte sich keiner von uns beiden. Nicht mal Kuscheln war angesagt. Und wenn es dann doch mal für einen Moment geschah, fühlte es sich für mich nicht wirklich *richtig* an. Vielmehr wirkte es erzwungen, so als ob wir unser schlechtes Gewissen besänftigen müssten.

Ich wollte die Affäre mit Joel vergessen und das klappte auch irgendwie. Im Vergessen kannte ich mich aus, schien ganz Profi. Schließlich vergaß ich ja noch immer ständig Dinge. Selbst meine Vergangenheit, die ich nach und nach mühsam aufgearbeitet hatte, schien phasenweise erneut zu verblassen. Also konzentrierte ich mich auf das Hier und Jetzt, auf Glói, meine Arbeit und das Zusammenleben mit Matze. Und wenn ich draußen unterwegs war, meist in Begleitung meines wunderschönen Hundes, beobachtete ich Menschen und versuchte, ihre Verhaltensmuster zu übernehmen. Wie reagierten sie aufeinander, was besprachen sie, welche Gestik unterstrich ihre Mimik, was schien sie wütend zu machen und wie gingen sie mit vermeintlichen Freundschaften um? Aber auch, wie sahen deren negative Seiten aus, wie belogen und betrogen sie? Verhalten, die allerdings schwieriger zu erkennen waren, wenn überhaupt.

Doch was auch immer in meinem Leben passierte, Matthias stand an meiner Seite. Baute mich immer wieder auf, wenn ich an meine Grenzen geriet, mich Selbstzweifel quälten oder ein Nervenzusammenbruch aus der Bahn warf. Er war mein Fels in der Brandung, so sagt man doch. Selbst wenn ich unter einem völligen Blackout litt, wusste ich im Zweifel instinktiv, wen ich anrufen konnte: Matthias, meinen Matze.

Doch wie lief unser Zusammenleben ab? Er arbeitete wie ich Vollzeit, allerdings mit dem Unterschied, dass er sich die gesamte Arbeitszeit über fit fühlte. Ich dagegen wurde alle ein bis zwei Wochen für einige Tage krankgeschrieben. Kam er nach Hause, ging er zuerst in sein privates Studio und widmete sich dort seiner Musik. Danach beschäftigte er sich mit Glói und manchmal besuchten uns Freunde.

Gemeinsame Zeit verbrachten wir kaum, was nicht selten zum Streitpunkt wurde. Und trotzdem tat er viel für mich. Eigentlich konnte ich mich nicht beschweren. Obwohl ... Glói bekam offensichtlich mehr Liebe ab, damit musste ich klarkommen. Und ja, ich war dankbar. Dankbar für alles, was Matze mit viel Geduld für mich ermöglichte.

An guten Tagen, wenn mein Erinnerungsvermögen ziemlich zuverlässig funktionierte, quälte mich mein schlechtes Gewissen wegen der Affäre mit Joel. Er besuchte uns nach wie vor und ich schien fast beeindruckt, wie cool er sich gab. Ein Außenstehender hätte niemals eine engere Verbindung zwischen ihm und mir vermutet. Ich dagegen fühlte mich nach jedem Treffen mieser als zuvor. Joel war die schwarze Wolke in meinem Leben. Oder sollte ich besser sagen, in meinem „neuen" Leben. Dem Leben, das ich seit dem letzten Krankenhausaufenthalt, der Amnesie und Diagnose einer dissoziativen Störung führte.

Wenn Matze sich im privaten Studio seiner Musik widmete, lungerte ich meist auf dem Sofa herum, Glói neben mir, und versuchte herauszufinden, wer ich, Johanna, eigentlich war. Und immer wieder kam ich zu dem Schluss, dass ich, so wie ich mich Matze gegenüber benommen hatte, wohl eine der schlechtesten Menschen überhaupt sein musste: gemein, verlogen und unglaubwürdig.

Nein, ich glaubte zu dem Zeitpunkt nicht, dass er die Küsse im Berghain mitbekommen hatte. Er hätte mittlerweile sicher etwas gesagt. Und trotzdem schien mir unser Zusammensein seltsam. War Matze aus Mitleid mit mir zusammen? Wir redeten kaum, stritten dafür aber umso mehr. Und dann meine Vergesslichkeit. Wenn ich mein Handy nach Bildern oder Nachrichten durchsuchte, musste ich fast immer bei Matze nachfragen, wer die jeweilige Person auf dem Foto war oder wer die WhatsApp-Nachricht geschrieben hatte. Und das, obwohl der Freund oder die

Bekannte in den meisten Fällen gerade erst bei uns zu Besuch gewesen war. Ich vergaß Gespräche, Begegnungen, Ereignisse. Aber warum vergaß ich nie Matze? Und warum bekam ich die Affäre mit Joel nicht aus dem Kopf?

*Ich bin doch nur eine Last für Matze,* dachte ich und war der Überzeugung, meine Erkrankung niemals wieder in den Griff zu bekommen. Dazu der Betrug.

*Er muss es wissen. Ich kann ihm das nicht länger verschweigen.*

Und in dem Moment platzte es auch schon aus mir heraus: „Matze, ich habe dich mit Joel betrogen!“

# Sechzehntes Kapitel

## Matthias

Johanna zitterte am ganzen Körper und eine Flut von Tränen rann ihr aus den Augen, als sie das sagte. Ihr Vergehen laut auszusprechen schien schlimmer, als sich täglich Gedanken darüber zu machen. So mein Eindruck. Sie hatte diese Sch... verbockt, hatte sich endlich entschlossen, dazu zu stehen, egal wie ich reagieren würde. Und ich reagierte heftig.

Dass sich eine Annäherung zwischen Johanna und Joel ergeben hatte, war mir seit unserer Berlin-Reise klar. Gewisse Berührungen, Blicke und Küsse hatte ich im Berghain mitbekommen. Ich hatte nichts gesagt. Wollte erst mal abwarten. Aber es hatte sich unweigerlich eine gewisse Distanz zwischen uns dreien aufgebaut, denn ich dachte immer: *Wann haben die endlich die Eier, es mir zu sagen?* Als mir Jojo schließlich erzählte, was bei uns zu Hause auf dem Sofa abgelaufen war und schließlich in Joels Wohnung, also ... da fehlten mir die Worte. Ich konnte nichts sagen. Schlug mit der Faust gegen die Wand. Immer und immer wieder. Wollte nicht glauben, was Jojos Mund förmlich ausgespuckt hatte, so als hätte sie sich endlich von jeglichem seelischen Ballast befreit. Dabei hatte ich die ganze Zeit eine fortwährende Angst in mir verspürt, dass es zwischen Jojo und Joel mehr gewesen sein könnte, als sich im Berghain verschämt zu küssen. Und Joel, der Schuft!

Ich kontaktierte ihn sofort per WhatsApp. Und als er sich daraufhin meldete, schrieb ich wütend in mein Handy:

„Joel, hast du mit Jojo geschlafen?“ Ich wollte es von ihm bestätigt wissen, von meinem besten Freund.

Es tat sich erst einmal nichts. Gefühlt wartete ich mindestens zwei Minuten. Dann die schriftliche Gegenfrage: „Wer sagt das?“

Da war mir klar, dass alles, was Jojo mir erzählt hatte, stimmte. Der in der Hardcore-Szene bestehende Kodex: *Family Friends Forever* galt anscheinend nicht mehr. Hatte Joel überhaupt eine tiefe Freundschaft zu mir empfunden?

Für mich brach eine Welt zusammen.

Vor meinem geistigen Auge lief im Zeitraffer die gesamte Beziehung mit Johanna ab, angefangen vom Kennenlernen auf einem Hardcore-Konzert, über unser gemeinsames Leben – zuerst in einer WG mit Joel, später in unserer jetzigen Wohnung – Jojos Erkrankung, ihre Hilflosigkeit, die süße Art meiner kleinen Maus ... Ich dachte an unsere innige Verbundenheit, an das gegenseitige Vertrauen, das jetzt zerstört schien. Denn das Mädchen, in das ich mich einst verliebt hatte, hatte Fremdgehen, Lügen und Betrügen verabscheut.

Ich wuchs als Einzelkind auf. Nachdem ich es endlich geschafft hatte, mich von meinen Eltern zu lösen, fühlte ich mich einsam. Durch die Liebe zu Johanna und die Freundschaft mit Joel war eine Art Urvertrauen zurückgekehrt. Jetzt war mir Joel in den Rücken gefallen und Jojo hatte mich fies hintergangen.

Hatte sie das wirklich?

Beeinflusst von ihrer Amnesie hatte Johanna mir vor längerer Zeit ganz offen gestanden, dass sie aktuell nicht wüsste, warum sie mich einmal geliebt habe. Ich sei ihr noch immer fremd und sie fände einfach nicht mehr den roten Faden. Jedenfalls nicht von jenem tiefen Gefühl, das ich ihr immer wieder beschreiben würde. Sie erinnere sich ja an nichts.

Bei ihr schien tatsächlich jegliches Empfinden verschwunden. Ich fühlte mich allein mit meinen Erinnerungen an eine verliebte junge Frau und all den schönen Erlebnissen, die wir gemeinsam hatten. Schnell wurde mir klar: Mit einem Menschen, der keinerlei Gefühle mehr für mich hegte, wollte ich nicht zusammen sein. Ich wollte die Trennung!

Nein, ich wollte Johanna nicht aus der Wohnung werfen. Sie hatte ja niemanden, der sich um sie kümmern würde. Und dass sie mit meinem Kumpel rumgemacht hatte ... Ich konnte nicht sauer auf sie sein, sie war ja krank, stand völlig neben sich. Aber ich konnte auch nicht mit diesem komplett *anderen* Menschen eine innige Beziehung führen.

Also räumten wir die Wohnung um.

Jojo zog in mein Heimstudio und ich in das einst gemeinsame Schlafzimmer. Wir gründeten sozusagen eine WG.

Und was Joel betraf. Er bat immer wieder per WhatsApp um eine Aussprache. Anfragen, auf die ich nicht einging. Erst auf Drängen von Jojo kam ein Treffen zwischen ihm und mir in unserer Wohnung zustande.

Ich verhielt mich ziemlich ruppig, öffnete ohne Begrüßung die Tür, deutete auf das Sofa und blieb weiterhin stumm.

Joel bedankte sich für die Möglichkeit eines Gesprächs und meinte dann, dass er Sch... gebaut habe, mir in den Rücken gefallen sei und verstehen könne, wenn ich nicht mehr mit ihm befreundet sein wolle. Er versuchte, die Affäre zu erklären, meinte, dass Jojo genauso an der Sache beteiligt gewesen sei, wie er. Brachte rüber, wie schlimm alles für ihn sei, äußerte sich jedoch nicht über den Erhalt unserer Freundschaft.

Keine Idee oder was?

Mich machte sein Gerede wütend und nachdem er seinen Monolog beendet hatte, begann ich mit meinem: Ich erklärte, dass ich die vermeintlich heimlichen Küsse im Berghain gesehen hätte. Dass ich Freundschaft *anders* definieren würde. Aber vor allem, dass er Jojo vor ihrer Erkrankung gekannt habe und eine Veränderung in ihrem Wesen hätte feststellen müssen. Es müsse ihm doch seltsam vorgekommen sein, wenn ihm plötzlich die in ihrem Wesen zurückhaltende Freundin seines besten Freundes falsche Signale setze und sich ihm an den Hals werfe.

Mir reichte es. Ich wollte kein weiteres Wort mehr von Joel hören und bat ihn, zu gehen.

Das tat er dann auch – unter Tränen.

Zurück blieb, dass nicht nur ich, sondern vor allem Jojo – nachdem ich sie über das Gespräch informiert hatte – sauer auf ihn war. Zum einen fand sie es befremdlich, dass er sich null dafür eingesetzt hatte, mir als bestem Freund die Affäre zu gestehen. Zum anderen fühlte sie sich gekränkt durch Joels kleine Spitzen, die in dem Gespräch immer wieder wie verklausulierte Schuldzuweisungen um die Ecke gekommen waren.

Die seelischen Turbulenzen hielten eine Zeit lang an. Wir hatten einen Freund in die Angelegenheit involviert, der uns besucht hatte. Dieser erzählte Joel, wie sauer Jojo auf ihn war, worauf ein Hin und Her in Form von Sprachnachrichten stattfand. Erklärungsversuche Joels an mich, die schließlich in einem weiteren persönlichen Treffen endeten. Allerdings vor unserer Haustür.

Danach wollte ich meine Ruhe haben. Ich hatte genug mit der aktuellen Situation zu tun. Diesem seltsamen Single-Dasein, obwohl ich mit meiner Ex-Freundin, die ich mochte, aber nicht mehr zu lieben schien, noch immer in derselben Wohnung lebte.

Anfangs hielten wir beim Schlafen unsere Türen geschlossen. Glói war es jedoch nicht gewohnt, vor dem Bett von nur einem von uns zu schlafen. Er wollte zwischen uns beiden hin und her wandern und zeigte uns das durch Kratzen an der jeweiligen Tür. So ließen wir diese einen Spalt offen.

Ein Zeichen, dass es noch Hoffnung für unsere Liebe gab?

## Siebzehntes Kapitel

### Johanna

Es fühlte sich seltsam an, mit Matze in einer Art WG zu leben, also offiziell kein Paar mehr zu sein. Na ja, als Paar hatte ich uns die Monate zuvor ja auch nicht gesehen. Aber Matze hatte immerhin behauptet, dass wir ein Liebespaar seien.

Wenn ich nicht arbeitete und zu Hause war, versuchte ich mich von dem Beziehungsproblem abzulenken. Meist widmete ich mich Glói oder zog mir Serien rein. Ansonsten belud ich mich mit allem, was irgendwie ging. Angefangen von den üblichen Sorgen im Job, dem Aufregen über Kollegen und Mitarbeiter. Ich verabredete mich mit Leuten, auch wenn ich sie nur flüchtig kannte. Machte Besorgungen. Packte, wo immer es nötig schien, mit an. Nur nicht zu viel nachdenken.

Das genau war mit ein Grund, wieder mit dem Tätowieren zu beginnen. Nein, es war mir nicht fremd. Ich hatte bereits Jahre zuvor, als junges Mädchen, in einem Tattoo-Studio gearbeitet und kleine Motive gestochen. Zuerst an mir selbst. Später an Freunden. Die obszönen Sprüche und E-Mails des Inhabers vermiesten mir allerdings den Job. Ach, reden wir nicht weiter drüber.

Einer der dort angestellten Haupt-Tätowierer war Dario gewesen, mit dem ich mich gut verstand. Mittlerweile hatte er sich selbstständig gemacht und bot mir an, mit eigenen Kunden in seinem Studio zu arbeiten. Ich nahm sein Angebot vereinzelt an, vor allem, wenn es sich um großflächige Motive handelte. Denn tatsächlich richtete ich mir in unserer Wohnung gerade ein eigenes kleines Studio ein. Der Plan war, dass ich weiterhin meiner Tätigkeit als IT-Technikerin nachging, nach Feierabend jedoch als selbstständige Tätowiererin arbeitete, mit Gewerbeanmeldung und allem Drum und Dran.

Die notwendigen Utensilien kaufte ich aus einem Erbnachlass meiner Familie, der mir eigentlich erst mit fünfundzwanzig Jahren ausgezahlt werden sollte, über den ich jedoch mithilfe unseres Rechtsanwalts früher verfügen durfte. Bei allen Fragen stand mir Matze helfend zur Seite, wie ein guter Freund eben.

Bis dahin klingt alles gut, nicht wahr? Leider litt ich noch immer unter Blackouts, mit denen ich zwar besser zurechtkam, die mich im Alltag jedoch stark belasteten. Sie nahmen mir Kraft und nicht selten wurde ich im Job nach einem Schwächeanfall kreidebleich nach Hause geschickt. Neben meinem Beruf zusätzlich noch einer selbstständigen Tätigkeit nachzugehen, schien also gewagt. Und trotzdem. Ich wollte kreativ sein, hatte wieder zu malen begonnen und große Lust, meine Gemälde als Tattoos umzusetzen.

Meine Arbeit kam gut an. Vor allem im Freundes- und Bekanntenkreis. Denn ich sage es ganz offen. Es ging mir nicht um den monetären Erfolg. Vielmehr freute ich mich auf die positiven Reaktionen meiner Kunden. Ein herzliches Dankeschön, aus vollem Herzen ausgesprochen, war mir viel mehr wert.

Weil meine selbst entworfenen und gestochenen Motive viel gelobt wurden, begann ich, teilweise unterstützt von professionellen Fotografen, mit Fotoshootings. Meist präsentierte ich bei Instagram Motive am eigenen Körper, oft auch Tattoos, die ich Kunden erstellt hatte.

Über die positive Resonanz im Netz hätte ich zufrieden sein können. Doch ich verglich mich mit den anderen Models, die extrem viel nackte Haut präsentierten und sich mit aufgespritzten Lippen und vergrößerten Brüsten zeigten. Wenn meine Konkurrenz mehr *Likes* bekam als ich, haderte ich sofort mit mir.

*Ich muss mehr Tattoos einstellen, mehr nackte Haut zeigen und mir ebenfalls die Brüste vergrößern lassen*, ging es mir immer wieder durch den Kopf.

Ich besuchte tatsächlich einen Schönheitschirurgen und ließ mich beraten. Ganz ehrlich, dafür schäme ich mich heute noch. Denn das war nicht ICH. Das war nicht DIE JOHANNA. Deshalb hatte ich mich NICHT selbstständig gemacht.

Diese Selbstständigkeit, die mir viel Freude bereitete, hatte jedoch ihren Preis. Zu den täglich acht Stunden im Job kamen in der Regel noch dreieinhalb Stunden für Tattoos hinzu. Nicht zu vergessen, dass das Equipment sowie die Räumlichkeit anschließend sterilisiert und gereinigt werden mussten. Danach fiel ich meist erschöpft ins Bett, um am nächsten Tag in die gleiche Routine zu verfallen. Eine Situation, die weder meiner Psyche noch meinem Körper guttat. Mich aber davon abhielt, über meinen Beziehungsstatus nachzudenken.

Nein, wirklich happy war ich nicht, obwohl ich durchaus Grund zum Glücklichsein gehabt hätte. Meine Amnesie besserte sich und ich konnte mir von Tag zu Tag Gesichter und Namen von Freunden und Bekannten besser merken. Hatte ich zuvor immer nur so getan, als sei mit meinem Gedächtnis fast alles wieder okay, musste ich nicht mehr in die Rolle der vermeintlichen Superfrau schlüpfen. Alles schien sich zu normalisieren. Bis auf die Gefühlslage zu Matthias.

Eines Tages besuchte er, gemeinsam mit Glói, seine Großmutter in Nordrhein-Westfalen, mit dem Auto etwa fünfeinhalb Stunden von Stuttgart entfernt. Die Wohnung über längere Zeit so still und leer zu erleben, verursachte in mir ein ganz seltsames Gefühl. Eine Mischung aus Sorge um Matze, Sehnsucht und dem Wunsch, mich in seine Arme zu schmiegen. Klingt das zu kitschig? Egal. Jedenfalls wollte ich bei ihm sein.

Nachdem Musikhören, Filme gucken und mit dem Handy herumspielen nicht mehr als Ablenkung halfen, schrieb ich ihm per Handy, dass ich ihn GERADE VERMISSE UND GERNE BEI IHM SEIN WÜRDE.

Als ich die Nachricht abgeschickt hatte, guckte ich ununterbrochen nach, ob die Pfeile endlich die Farbe gewechselt und er den Text gelesen hatte. Ich war schrecklich nervös. Schließlich war das meine erste Gefühlsbekundung seit einer gefühlten Ewigkeit.

Ich guckte und guckte und bangte innerlich. Würde er mich auslachen? Oder noch schlimmer: Würde er die Nachricht erst gar nicht lesen, so nach dem Motto: „Ach, von der. Nee ...!"

Und dann, endlich, geschah etwas.

# Achtzehntes Kapitel

## Matthias

Meine Kindheit war schwierig. Meine Familienverhältnisse katastrophal. Zerrüttet könnte man sagen. Insbesondere meine Mutter hatte durch ihre Alkoholkrankheit einen schwerwiegenden Familienzwist ausgelöst, der auch mir das Gefühl gegeben hatte, innerhalb der Verwandtschaft nicht gern gesehen zu sein. Ich hielt mich daher mit Kontakten zurück und ließ selbst die Verbindung zu meiner Oma, mit der ich mich immer gut verstanden hatte, schleifen. Acht Jahre hatten wir uns nicht gesehen, doch in jenem Sommer fasste ich mir endlich ein Herz und besuchte sie für einige Tage.

Jojo hatte mich, obwohl längst kein Paar mehr, zu dieser Reise motiviert. Von einer Beziehung aus Liebe, Sex und Zärtlichkeit waren wir zu einer Freundschaft aus Nähe und gegenseitigem Respekt übergegangen. Als „gute Freundin" hatte sie mir sogar erlaubt, Glói, ihr Ein und Alles, mitzunehmen. Der kuschelige, achtsame Hund tat mir gut, denn ich war vor diesem ersten Treffen nach so langer Zeit wahnsinnig aufgeregt.

Die Aufregung legte sich bald. Der seelische Kummer blieb, zumal meine Oma und ich uns trauten, alle Fragen aufzugreifen, die innerhalb der Familie zu den Tabu-Themen gehörten.

Und dann erreichte mich inmitten des Gefühlschaos die Nachricht von Jojo auf dem Handy.

*Wow,* dachte ich, als ich die Zeilen in einer stillen Minute und ganz allein für mich las. *Jojo kann sich zwar noch immer nicht an alles Zurückliegende erinnern, doch ein Teil ihrer Gefühle scheint zurückgekehrt.*

Eine Mega-Erkenntnis, ein wahnsinniges Gefühl und ein Kribbeln in mir wie damals, als wir uns kennenlernten. Jojo schien mich wirklich zu vermissen! Und das, obwohl ich ein solches Gefühl bei ihr längst verloren geglaubt hatte. Hatte ich die letzten Monate nicht machtlos zusehen müssen, wie das *süße Mädchen* von einst sich immer mehr von mir zu distanzieren schien? Und nun diese unerwartete Gefühlsbekundung. Worte, auf die ich insgeheim so lange gehofft hatte. Doch wie sollte ich darauf reagieren?

Ein Auf und Ab der Emotionen stellte sich in mir ein, und alle Erlebnisse der letzten Monate und Jahre schwirrten durch meinen Kopf. Ja, es gab Hoffnung für unsere Beziehung, einen Funken jedenfalls. Und hatten wir nicht gemeinsam so vieles durchgestanden, Erlebnisse und Erfahrungen, die unweigerlich verbanden?

Es gibt eine lange Version unserer erneuten Annäherung. Niederschreiben möchte ich die kurze:

Ja, ich hatte meine große Liebe gefunden und erneut entdeckt, keine Frage. Verzieh Jojo schlagartig den Seitensprung, der sicher nicht geschehen wäre, wenn ... Ach, egal. Ich liebte sie. Hatte sie immer geliebt. Und wollte den Rest meines Lebens mit meiner kleinen Maus verbringen, allerdings nicht als Mitbewohner einer WG.

Wieder zu Hause, nach ausführlichen Gesprächen und ersten zaghaften Annäherungen, räumten wir dann wieder die Zimmer um, brachten sie in den alten Zustand zurück. Nicht nur Glói schien darüber sehr glücklich.

# Neunzehntes Kapitel

## Johanna

Eines Tages in der Firma – ich hatte gerade alte, ausrangierte Rechner in meinem Auto weggebracht – wollte ich Mittagspause machen. Ich suchte mir eine Ecke in einem Flur mit Sitzgelegenheit, und nachdem ich mein lecker belegtes Brot mit Genuss gegessen und dabei zufrieden festgestellt hatte, dass Matthias und ich seit drei Monaten wieder ein glückliches Paar waren, blickte ich auf mein Handy. Meine Schwester Mila hatte mir eine Nachricht geschickt und die klickte ich an.

*Dein leiblicher Vater ist gestorben,* las ich und wusste im ersten Moment nicht, wie ich mit der Information umgehen sollte. Mein Vater, jedenfalls der Ehemann meiner Mutter, den ich noch immer als meinen Vater ansah und der mich stets herzlich und liebevoll behandelt hatte, war gestorben, als ich fünf Jahre alt war. Diesen Mann dagegen kannte ich nicht, und doch schien die Welt für mich einen Moment stillzustehen. Das Atmen fiel mir schwer und mein Herz begann zu rasen. Wer oder was schnürte mir da gerade die Kehle zu?

*Nur ruhig, ganz ruhig, Johanna,* sagte ich mir in Gedanken und lief leicht wankend Richtung Büro. Vor der Tür standen mein Chef und unser Teamleiter Tarkan beisammen, anscheinend in ein Gespräch vertieft. Als sie mich näherkommen hörten, blickten beide auf.

„Mein ... also, mein ...“, mir fiel das Sprechen schwer. Der entscheidende Satz wollte einfach nicht heraus und ich versuchte es erneut.

Tarkan sah mich besorgt an. Wir verstanden uns gut, trafen uns öfter zu einer Raucherpause, während der er mich mit Zigaretten versorgte. Im Gegenzug bekam er von mir schon mal ein kostenloses kleines Tattoo gestochen.

„Johanna, was ist los?“

Statt mich zu erklären, schossen die Tränen nur so aus mir heraus und ich brauchte drei Anläufe, bis ich die richtigen Worte fand.

Tarkan berührte mitfühlend meinen Arm: „Beruhige dich erst einmal. Natürlich kannst du unter diesen Umständen nach Hause gehen.“

Mein Chef hatte sich mittlerweile ins Büro verzogen, um zu prüfen, wer die restlichen Aufgaben für mich übernehmen könnte. Als alles geklärt schien, sagte ich zu Tarkan, und es klang fast entschuldigend: „Also ich weiß gar nicht, warum ich so heftig reagiere. Ich kannte diesen Mann eigentlich gar nicht.“ Und dachte: *Mein wirklicher Dad, die Person, die ich von Herzen geliebt habe, ist ja längst vor vielen Jahren verstorben.*

Auf dem Weg nach Hause schickte ich Matze eine SMS und später telefonierten wir zusammen. In meinem Kopf lief alles drunter und drüber: Was musste ich jetzt tun? Hatte ich mich um die Beerdigung zu kümmern? Wussten denn alle meine Halbgeschwister, dass es mich gab? Wie sollte ich ihnen begegnen? Und was für ein Mann war dieser verstorbene Vater eigentlich gewesen?

Fragen, die mir auch Matze nicht beantworten konnte. Doch er verstand, mich zu beruhigen.

Am nächsten Morgen, noch belastet von den Ereignissen, brach plötzlich ein Gewitter in meinem Kopf los. Ich verlor die Kontrolle über mich und meinen Körper, sank unter Zucken und Krämpfen zu Boden. Wäre Matze nicht gerade unter der Dusche und noch zu Hause gewesen, wer weiß.

Dieser Vorfall sollte die Ausnahme an negativen Ereignissen bleiben, so hoffte ich. Doch hätte ich einen Blick in eine Glaskugel werfen können, die Verborgenes sichtbar macht, wäre mir vor dem anstehenden neuen Jahr angst und bange geworden. Dabei schien ich Silvester 2018/19 trotz der laufenden Auseinandersetzungen mit der Familie meines verstorbenen leiblichen Vaters noch einigermaßen gefasst. Freute mich sogar auf den Silvesterabend, den Matthias und ich gemeinsam mit Joel verbringen wollten. Einige Ver-söhnungsversuche in der Vergangenheit waren schiefgelaufen, doch jetzt schienen wir auf einem guten Weg. Für die kleine Feier gab ich mir besonders viel Mühe.

Wer jedoch nicht zum Raclette-Essen auftauchte, war Joel, und als wir versuchten, über Handy Kontakt aufzunehmen, reagierte er nicht. Er antwortete erst am nächsten Morgen, entschuldigte sich und meinte, dass es ihm „soooo leidtäte". Ich dachte: *Ach, hör doch auf mit dem Quatsch,* und war sichtlich enttäuscht. Auch wegen Matthias, der, um die Freundschaft zu erhalten, mit Joel mehrere klärende Gespräche geführt hatte. Und jetzt dieses Verhalten.

Ich lasse das hier mal unkommentiert, schließlich wollte ich dem neuen Jahr mit Zuversicht entgegensehen.

Die Zuversicht zerschlug sich allerdings bald. Denn bereits im Januar braute sich ein Tief aus Zweifeln der Krankenkasse an meinen dissoziativen Störungen, endlosen Gesprächen mit meiner Hausärztin und viel Schreibkram zusammen. Doch das sollte besser Matthias erzählen.

# Zwanzigstes Kapitel

## Matthias

Anfang des neuen Jahres ging es Jojo gesundheitlich nicht besonders gut. Genau genommen ging es ihr verdammt schlecht und sie musste für längere Zeit krankgeschrieben werden. Ihr schlechter Zustand hing unter anderem mit dem Tod ihres leiblichen Vaters zusammen. Die emotionale Belastung sowie die brutale Ablehnung ihrer Person durch die Familie schienen für Jojo schon schlimm genug. Jetzt sollte sie auch noch vom Erbe ausgeschlossen werden. So zumindest stand es in einem handschriftlich verfassten Brief, im Zusammenhang mit Beleidigungen gegenüber ihrer Mutter.

Wir versuchten, Kontakt zu den fünf Halbgeschwistern aufzunehmen. Schlugen später sogar ein Treffen in einem Café vor. Doch alle lehnten ab. Eine Situation, mit der Jojo schwerlich umgehen konnte. Ich erwähne es nur am Rande: Die anwaltlichen Auseinandersetzungen würden sich über Monate hinziehen, bis Johanna ihren Anspruch als uneheliches Kind und somit Verwandte *erster Ordnung* durchsetzen konnte. Was bedeutete, einen kleinen Geldpuffer für Notfälle zu haben, und der schien äußerst willkommen.

Neue seelische Belastungen bewirkte dagegen ein erneutes Schreiben der Krankenkasse, die von Jojo die Diagnose eines Facharztes einforderte. Denn sonst könne sie, so die zuständige Sachbearbeiterin, kein weiteres Krankengeld zahlen.

Ein solcher Satz klang in Johannas Ohren gar nicht gut und es baute sich sofort ein innerer Druck auf. Dazu glaubte sie zwischen den Zeilen den Vorwurf zu lesen, dass man ihr nicht traue.

Dissoziative Störungen sind kaum ohne Weiteres festzustellen. Sie gelten als Schutzmechanismus der Psyche, wenn Gefühle und bestimmte Erfahrungen emotional nicht verarbeitet werden können und somit abgespaltet werden. Ein Vorgang, der unweigerlich körperliche und seelische Reaktionen auslöst.

Die Sachbearbeiterin schien sich dessen sicher nicht bewusst, sondern war lediglich ihrer Pflicht gefolgt, ohne an die Auswirkungen eines solchen Briefes zu denken. Weitere Krampfanfälle mit plötzlichem Kontrollverlust über Jojos Körper, begleitet von einer starken Einschränkung der Bewusstseinsfunktion, waren die Folge.

Klingt geschliffen, macht die Sache aber nicht plausibel, wie ich finde. Tatsächlich litt Jojo häufig unter quälenden und belastenden Kopfschmerzen, die sich dumpf auf beiden Kopfseiten bemerkbar machten. Glieder- und Muskelschmerzen lähmten ihre Aktivitäten fast völlig, weil sie gleichzeitig an Armen und Beinen, an den Schultern, im Rücken und in den Knien zu spüren waren. Es überfielen sie Heulkrämpfe, völlig aus dem Nichts, und hinterließen eine völlig fassungslose und verwirrte Jojo. Und dann ihr Gefühl ... wie soll ich sagen ... von Unwirklichkeit (Derealisation), wie sie mir erklärte. Die Umgebung schien ihr fremd, verzerrt irgendwie, oder sie sah unser Wohnzimmer als

Bühne an, auf der sich bizarre Protagonisten tummelten, zum Beispiel ich.

Besonders stark berührten mich Jojos Phasen tiefster Teilnahmslosigkeit (Stupor), aus der ich sie nur durch Schütteln, lautes Zureden oder Kneifen herausholen konnte. Und immer wieder Krampfanfälle in Abständen von einigen Nächten. Beunruhigend und befremdlich.

Diese Vorfälle verstörten nicht nur mich als Johannas Freund, sondern auch Jojos Hausärztin. Frau Dr. P. hatte zudem mehrfach versucht, der Krankenkasse gegenüber deutlich zu machen, dass Angelegenheiten dieser Art nicht per Brief an Jojo, sondern direkt mit ihr geklärt werden sollten. Leider tickte die Bürokratie anders und wir mussten uns erneut ziemlich vielem Schreibkram stellen, was ganz schön nervte. Jedenfalls trat für Jojo keinerlei Erholungsphase ein, die von den regelmäßigen Krampfanfällen in relativ kurzen Abständen zermürbt schien. Allerdings wurden unweigerlich weitere Erinnerungen freigeschaufelt. Ein positiver Nebeneffekt.

Die Ärztin für Allgemeinmedizin, Frau Dr. P., erkannte Gott sei Dank, wie sehr sich Jojos Zustand während dieser Zeit verschlechterte. Kein Wunder. Johanna schien kaum mehr in der Lage, ihre gesundheitlichen Probleme zu schildern, sondern brach sofort in Tränen aus.

Frau Dr. P. ermöglichte daraufhin alle drei Wochen freitags, kurz vor Praxisschluss, einen festen *Kontrolltermin*, was ich sehr begrüßte, und schrieb Jojo von sich aus für längere Zeit krank. Bei jedem Besuch verlängerte sie die

Krankschreibung. Sie sah ja, in welchem Zustand Johanna an den Gesprächen teilnahm. Sie saß da, wie ein kleines, zusammengekauertes Kind, während ich versuchte, die aktuelle Situation darzustellen und zu erklären.

Frau Dr. P. hörte stets ruhig zu, notierte sich Veränderungen, zwang Jojo jedoch niemals zu irgendwelchen Therapien oder schickte sie zu Fachärzten. Sie handelte ruhig und besonnen nach ihren eigenen Ansätzen und setzte sich intensiv mit den dissoziativen Störungen auseinander. Das fand ich super, denn so lernte Jojo, sich einer Ärztin anzuvertrauen. Ihre Fragen klangen niemals aufdringlich, dazu ihre Rücksichtnahme, was die medikamentöse Behandlung betraf. Sie dränge Jojo zu nichts und war einverstanden, dass sie zur Beruhigung und in extremen Situationen geringe Mengen Cannabis konsumierte.

Ganz anders Jojos vorherige Hausärztin, die gegenüber dem Krankheitsbild verunsichert schien und von der sie sich getrennt hatte. Sie glaubte Jojos Schilderungen nicht so recht. Setzte, ganz im Sinne der Fachärzte, auf Therapien und Kuren, die Jojo schlichtweg ablehnte. Ein Vertrauensverhältnis war so niemals entstanden. Ganz im Gegenteil. Meine Freundin hatte mit Ängsten gegenüber der Ärztin zu kämpfen und sah sich zum Schluss nicht einmal mehr in der Lage, diese persönlich aufzusuchen.

Im Laufe des März lernten wir dann das Tietze-Syndrom kennen, im medizinischen Sprachgebrauch auch „Costochondritis“ genannt. Eine schmerzhafte Schwellung am Übergang zwischen Brustbein und Rippen im

Brustkorbbereich, dessen Ursache nicht bekannt ist. So die offizielle Version.

Bei Jojo äußerten sich die Beschwerden auf der linken Seite, zweite bis dritte Rippe direkt am Herz. Wenn die Schmerzen fast unerträglich wurden, konnte sie sich kaum mehr bewegen. Diese Qual schien sogar für mich sichtbar, denn ganz offensichtlich waren zwei herausragende Rippen zu erkennen, etwa so hochstehend wie das Schlüsselbein. Die Folge: Jojo konnte kaum mehr richtig atmen und jeder Herzschlag wirkte wie ein kleines Stechen.

Aber natürlich dachten wir nicht sofort an das Tietze-Syndrom, von dem wir noch nie gehört hatten. Vielmehr vermutete Jojo einen nahenden Herzinfarkt, zumal sie im linken Arm ein starkes Kribbeln bis hin zum Taubheitsgefühl spürte. Ihre Hausärztin beruhigte sie und nannte sogleich den richtigen Begriff. Deren Vorschlag, bestimmte entzündungshemmende Medikamente einzunehmen, lehnte Jojo jedoch ab. Stattdessen half sie sich mit eher simplen Methoden, etwa einer Wärmflasche oder einem Kräuterkissen, Selbstmassage oder leichten Dehnübungen für Brust, Arme und Rücken. Sie kannte ja die Ursache und die lautete mal wieder STRESS. Aber kein von außen an sie herangetragener, sondern Stress, der aus ihr selbst heraus entstand. Vonseiten der Krankenkasse fühlte sie sich unter Druck gesetzt. Von ihren Halbgeschwistern ignoriert. Und im Job war ihr klar, dass sie durch die Langzeitkrankschreibung als Arbeitskraft im Team fehlte. Dazu wiederkehrende Erinnerungen, die ihre Vergangenheit zwar plastischer machten, im Rückblick jedoch schmerzten. Ein Vorgang, der fast übergangslos zum sogenannten Broken-Heart-Syndrom führte. Die Seele lähmte Jojos Herz und somit dessen Pumpleistung.

Alles in allem ein für mich fast unerträgliches Seelenleiden, das ich hilflos mit ansehen musste, und es kam zusätzlicher Kummer hinzu. Denn da war noch etwas, das Jojo stresste. Die geplante Hochzeit ihrer Schwester Hannah mit ihrem Andre, mit dem sie seit über zehn Jahren zusammen war. Sie würde ihre Mutter wiedersehen (müssen), aber auch alle anderen Familienmitglieder, von denen sie sich im Laufe der Zeit zurückgezogen hatte. Zwangsläufig. Denn noch immer lag ihre Vergangenheit zu einem großen Teil im Dunkeln. Alle bisher gesammelten Eindrücke und Erinnerungen mussten erst einmal ausgewertet und sortiert werden. Bis auf die drei älteren Schwestern fand keinerlei Kontakt statt. Und auch hier galt Mila als wichtigste Ansprechpartnerin, um gegebenenfalls Informationen weiterzuleiten. Die sicher gut gemeinten telefonischen Anfragen, wie es Johanna denn ginge, hatten sie so sehr unter Druck gesetzt (sie wusste ja selbst nicht, wie es um sie stand), dass sie sich für diesen Cut entschieden hatte. Und beim Rest der Familie schien Jojo sowieso mit Klischees behaftet. So wurden schon mal ihre gesundheitlichen Probleme der Einnahme von Drogen zugeschrieben, was ziemlich nervte.

# Einundzwanzigstes Kapitel

## Johanna

Es waren nicht nur die vermeintlichen Sprüche von Verwandten, die mir auf den Geist gingen. Was Hannahs Hochzeit betraf, so fürchtete ich mich vor meiner eigenen Anwesenheit. Ja, ich meine es genau so, wie es hier geschrieben steht. Ich glaubte, dass ich durch meine Teilnahme alles zerstören könnte. Die entspannte Atmosphäre, die Freude am Feiern, die gute Stimmung. Würde es wegen mir Streitereien geben? Und was, wenn ich während des Festes einen Krampfanfall bekäme?

Ich war erst kürzlich wegen eines solchen Anfalls ins Klinikum Stuttgart eingewiesen worden. Matthias hatte den Vorfall per Video festgehalten, als Beweis den Ärzten gegenüber. Aber auch, damit ich mich selbst einmal erleben sollte. Dabei konnte ich nicht einmal sagen, ob der Krampfanfall aus dem Schlaf heraus entstanden war. Ich glaubte eher nicht. Vielmehr hatte ich das Gefühl, bereits wach gewesen zu sein. Anschließend litt ich unter starken Kopfschmerzen, Übelkeit, Lichtempfindlichkeit und fühlte mich hundemüde.

Für mich war klar, dass der erneute Anfall mit meinen dissoziativen Störungen zusammenhing, aber auch mit der nahenden Hochzeit meine Schwester Hannah. Wie um Himmels willen würde ich eine Begegnung mit meiner Mutter vermeiden können?

Insbesondere nachts, während der Traumphasen, kamen immer wieder *Flashbacks* meiner Kindheit in mir hoch, sehr intensiv. Die quälenden Schmerzen, die ich jeweils verspürte, schienen real und lähmten mich am folgenden Tag. Aber auch dann stellten sich, wie aus dem Nichts, Flashbacks ein, um mich erbarmungslos in meine Vergangenheit zu ziehen.

Meine Aufmerksamkeit wieder auf die Gegenwart zu lenken, war unfassbar anstrengend und von Herzrasen, trockenem Mund und extremem Schwitzen begleitet. Deshalb die Langzeitkrankschreibung. Unter diesen Umständen war es mir einfach nicht möglich, konzentriert und zuverlässig meiner Arbeit nachzugehen. Antidepressiva nahm ich nicht, lediglich Tavor bei Bedarf, oder ich rauchte Cannabis über einen Joint, wie mit meiner Ärztin besprochen.

Und was Lamotrigin betraf, welches mir wegen des Verdachts auf Epilepsie anfangs verordnet worden war: In diesem Fall war ich verdammt froh, es wegen heftiger Nebenwirkungen schnell wieder abgesetzt zu haben, obwohl mich die Ärzte sogar per Telefon bedrängt hatten, das Antiepileptikum regelmäßig einzunehmen. Ich hatte den medizinischen Tests vertraut, die nichts dergleichen bewiesen hatten, und meinem Bauchgefühl.

Und dann bekam ich den nächsten Krampfanfall, noch während ich im Klinikum untersucht wurde. Das plötzliche *Gewitter in meinem Kopf* verwandelte mich in ein kleines, hilfloses Mädchen. Ich wollte mein Gesicht nicht zeigen, hielt die Augen fest geschlossen. Nur keinen Kontakt von Angesicht zu Angesicht herstellen, die Blicke der anderen könnten ja wie Blitze sein und all meine Gedanken erbarmungslos zutage fördern.

Nach etwa fünf Minuten und nachdem der Anfall vorüber schien, boten mir die Ärzte eine stationäre Aufnahme an. Ich lehnte ab, wollte mit Matthias nach Hause. Die Tavor-Tablette gegen das noch immer anhaltende Kopfgewitter nahm ich dagegen dankend an.

Wieder in meiner gewohnten Umgebung bestellte ich mehrere Fachbücher, um der dissoziativen Erkrankung auf den Grund zu gehen. Leider enttäuschten mich deren Inhalte. Die beschriebenen Symptome stimmten zwar mit meinen Anzeichen weitestgehend überein, doch ich fand keinerlei praktische Hilfen, weder für mich als Patientin noch für den behandelnden Arzt oder die Ärztin. Als Phänomen empfand ich zum Beispiel, dass Matze es hin und wieder schaffte, mich durch laute Musik oder gutes Zureden zu beruhigen, sodass es erst gar nicht zu einem Krampfanfall kam. Auch so etwas sollte man erwähnen.

Was mich wunderte, war, dass eine der leitenden Ärztinnen, die mich anfänglich auf Epilepsie hin behandelt und Lamotrigin verabreichen wollte, in einer Publikation davon abriet und ausdrücklich feststellte, dass oft „falsch" diagnostiziert würde. Zahlreiche als Epileptiker geltende Menschen würden eigentlich unter dissoziativen Störungen leiden.

Die kurzen Erfahrungsberichte von Patienten dagegen gingen mir unter die Haut. Ich konnte gut nachvollziehen, wenn sie sich von Ärzten nicht richtig verstanden und von der Gesellschaft ausgegrenzt fühlten.

Allerdings löste das intensive Lesen bei mir erneute Krampfanfälle aus. Nicht, weil mich die Berichte schockierten, sondern weil ich denjenigen gerne helfen wollte, wieder unbeschwert leben zu können. Vor allem sollten sie sich von vermeintlich falschen Diagnosen nicht einschüchtern lassen und vielmehr auf ihre innere Stimme vertrauen. Dem Gefühl, dass die offensichtlichen Probleme in einer schwierigen Vergangenheit liegen könnten.

Ich schien nicht mehr wie betäubt, sondern wach geworden zu sein, und hatte plötzlich den unbedingten Willen, nicht nur wieder völlig gesund zu werden, sondern meine Erfahrungen mit der Krankheit weiterzugeben, womöglich in einem von mir verfassten Buch. Doch ein solches Vorhaben lag zunächst noch in weiter Ferne. Ein erneuter Krampfanfall, diesmal am helllichten Tag und während des Gassigehens mit Glói, brachte mich mal wieder völlig aus der Spur.

Es war ein Dienstagvormittag. Ich wollte mit unserem Hund durch den Park spazieren und im Anschluss Matze, der Frühschicht hatte, vom Sender abholen. Ich fühlte mich nicht besonders gut, aber auch nicht so schlecht, dass ich besser zu Hause geblieben wäre. Bestimmte Symptome war ich ja gewohnt. Deshalb reagierte ich nicht weiter auf den starken Druck in meinem Kopf und ignorierte, dass mir eigentlich ziemlich flau im Magen war.

Ich schickte Matze über Handy eine Kurznachricht und lief mit Glói los. Ich schritt in der Parkanlage zunächst zügig voran, doch bald verlangsamten sich meine Schritte. Dabei kam das Gefühl auf, das sich meist vor Krampfanfällen einstellte. Diese Empfindung, mir selbst abhandenzukommen. Ich weiß noch, wie ich den schnuppern-den Glói an der Leine hielt, während Übelkeit in mir aufstieg, sich der Herzschlag erhöhte und mein Körper zu vibrieren begann.

Ob ich mich bereits in dem Moment nach Hilfe umsah? Schon möglich. Doch ich nahm keinerlei Menschen in der näheren Umgebung wahr. Bereits in Panik versuchte ich, ein Stück zu gehen, doch ich konnte kaum einen Fuß vor den anderen setzen. Mir war, als hätte ich die Kontrolle über mich und meinen Körper verloren, so als sei ich gar nicht in ihm drin. Da schien nur eine Hülle herumzustehen und mein wahres Ich schwebend daneben. Denn genau so wirkte es auf mich. Ich schwebte um diese seltsame Hülle herum. Was danach geschah? Ich weiß es nicht.

Ich kam erst wieder im Krankenwagen zu mir, von enormen Kopfschmerzen geplagt und kaum in der Lage, die Augen zu öffnen. Eine Rettungshelferin versuchte, freundlich auf mich einzureden. Ich fasste an mein Gesicht, das höllisch brannte, hörte ihr verzweifelt zu, fühlte mich jedoch nicht in der Lage zu antworten. Ich war einfach zu schwach und der Druck in meinem Kopf zu intensiv. Fast schien es, als hätte diese schmerzhafte Intensität die Führung über Körper und Geist übernommen. Meine Konzentration war durch diesen Schmerz völlig blockiert.

Nach geraumer Zeit fühlte ich mich dann endlich in der Lage zu sprechen, wenn auch abgehackt und keinesfalls flüssig. Ich erzählte ihr, dass ich unter dissoziativen Störungen leiden würde und der Anfall keinesfalls einer Epilepsie zuzuschreiben sei. Sie nickte, reinigte die Wunde in meinem Gesicht, die ich mir während des Krampfanfalls zugezogen hatte (mein Gesicht war unsanft mit dem Boden in Berührung gekommen) und fragte, ob sie und ihr Kollege mich nach Hause bringen oder in ein Krankenhaus fahren sollten.

Ich entschied mich für ein Krankenhaus, da ich zum ersten Mal tagsüber, im Wachzustand, einen solchen Anfall erlitten hatte und sichergehen wollte, dass alles in Ordnung war. Aber was sollte schon in Ordnung sein?

Im Krankenhaus schien für das Personal meine Situation schnell geklärt. Warum ich keine Medikamente dabei hätte? Warum ich nicht in Facharztbehandlung sei?

Die Rettungshelferin, die mir noch für eine Weile zur Seite stand, meinte mitfühlend: „Es ist nicht leicht für Sie, oder?“ Nein, es war nicht leicht.

Ich versprach mir keine medizinische Hilfe, wartete auf Matze, den ich mittlerweile über Handy informiert hatte, und wollte nur noch nach Hause.

Wer mich gefunden und den Notarzt informiert hatte, erfuhr ich leider nicht. Falls derjenige zufällig diese Zeilen liest. Hier mein herzliches Dankeschön!

Ein herzliches Dankeschön geht auch an Glói. Nachdem ich zu mir gekommen war, fragte ich in Sorge um meinen Hund bei der Rettungshelferin nach.

Sie lächelte vielsagend, meinte, dass Glói wohl ein „ganz toller Begleiter“ sei. Er habe durch lautes Bellen auf meinen Krampfanfall aufmerksam gemacht, gleichzeitig jedoch niemanden zu nahe an mich herangelassen. Erst als der Rettungswagen eingetroffen sei und sich Sanitäter genähert hätten, wäre er zur Seite getreten. Normalerweise würde man Hunde in einem solchen Fall ins Tierheim bringen. Doch da er sich den kurz danach eintreffenden Polizisten gegenüber ebenfalls vorbildlich verhalten habe, hätte einer der Beamten beschlossen, ihn *ausnahmsweise* mit zur Wache zu nehmen. Er könne dort abgeholt werden. Und das passierte durch Matze.

Habe ich was vergessen zu erwähnen?

Ja natürlich, die Hochzeit meiner Schwester Hannah mit Andre, vor der mir bereits Monate vorher aus verschiedenen Gründen angst und bange gewesen war. Um es vorwegzusagen: Alles lief prima! Auch deshalb, weil die Familienmitglieder mich nicht bedrängten und darüber hinaus versuchten, mir Rückendeckung zu geben. Sie taten alles, damit ich in Gesellschaft war und nicht mit meiner Mutter Zeit allein verbringen musste. Schien ich anfangs noch gehemmt und auf das Schlimmste gefasst, konnte ich irgendwann dann doch das tolle Fest so richtig genießen.

# Zweiundzwanzigstes Kapitel

## Matthias

*Traumatica ist zurück! Und damit all die Monster und düsteren Gestalten, die für fiese Albträume sorgen. In einer post-apokalyptischen Welt hat das Böse wieder die Macht übernommen. Unter die grauenhaften Kreaturen, die Angst und Schrecken verbreiten, hat sich in diesem Jahr ein reisendes Volk gemischt und verwandelt Traumatica in ein Festival of Fear.*

So stand es auf der Einladungskarte für die „Horror Nights im Europa Park“, die wir geschenkt bekommen hatten. Ehrlich gesagt gruselten wir uns bereits bei der Vorstellung, dass wir uns gruseln würden.

Am entsprechenden Abend hielten wir uns zunächst im Freien auf. Wir wollten den Monstern vorsichtig begegnen und uns nicht gleich in eines der Grusel-Häuser begeben, wo widerlich-grinsende Fratzen aus jeder Ecke hervorlugen und wir Fingerspitzengefühl brauchen würden, um ungeschoren davonzukommen. So zumindest wurde es im Prospekt suggeriert.

Wir tranken etwas, aßen eine Kleinigkeit und beschlossen, zunächst eine der Fahrattraktionen auszuprobieren, das mit „Fluch der Kassandra“ bereits ziemlich schauerlich klang.

Wir betraten eine Art Schaukel innerhalb eines Raumes, die bald hin und her zu schwingen begann, sodass unsere Sinne schnell verwirrt und durch Simulationseffekte Gefühle vollständiger Orientierungslosigkeit eintraten. So erlebten wir Kassandras Fluch am eigenen Leib. In der griechischen Mythologie hatte sie einst die Trojaner davor gewarnt, das hölzerne Pferd des Odysseus in die Stadt einzulassen.

Auch mir hätte die seltsame Stimmung mit Blick auf Jojo eine Warnung sein müssen. Denn es schienen sich nicht nur die Wände zu drehen, sondern die eingebauten Stroboskop-Lichter durchschossen den gesamten Raum in einem gerasterten Lichtrhythmus, was Gefühle von scheinbarem Stillstand und einer Umkehrung der Bewegungsrichtung führte.

Plötzlich bemerkte ich, wie Jojo unruhig wurde.

*Mein Gott, ein nahender Krampfanfall,* schoss es mir durch den Kopf. Ich versuchte, der Fahrperson entsprechende Signale zu senden, was auch gelang. Alles kam zum Stillstand und die normalen Lichter gingen an.

Jetzt galt es, Jojo aus ihrem verkrampften Zustand zu bekommen, kein leichtes Unterfangen, doch es gelang. Nach wenigen Minuten ging es ihr etwas besser. Sie konnte aufstehen und so war es mir möglich, sie zum Ausgang zu führen. Es war bereits ein Notfallteam informiert worden, das uns empfing. Jojo wurde eine Wärmedecke umgelegt und in eine stabile Seitenlage gebracht. Durch die freundliche Art der Betreuer und den aufgestellten Sichtschutz, der genügend Privatsphäre ermöglichte, fing sich Jojo schnell wieder. Wir hatten dann noch Kontakt mit einer Ärztin, die allerdings nicht so zuvorkommend wie die Leute vom Europapark auftrat, und im Ambulanzzelt durfte Jojo sich weiterhin erholen.

So weit der Bericht von unserer „gruseligen“ Nacht und unsere ganz persönliche *Traumatica.* Ich jedenfalls war heilfroh, als es Jojo wieder besser ging, sodass wir endlich mit dem Auto zurück nach Hause fahren konnten.

# Dreiundzwanzigstes Kapitel

## Johanna

Müsste ich eine Überschrift für dieses Kapitel finden, würde ich es „DIE WOCHE“ nennen. Denn in jenen SIEBEN TAGEN im Jahr 2020 erlebte ich einen so dramatischen gesundheitlichen Konflikt, wie ich ihn mir niemals hätte vorstellen können. Es schien, als hätten sich alle Probleme abgestimmt, um mich fast gleichzeitig zu drangsalieren. Angefangen von Stupor, Fugue, Identitätsproblemen, die mich quälten, über Derealisation und immer wieder Krämpfen.

Ich konnte kaum einen Teil meines Körpers mehr unter Kontrolle halten und nichts, was zuvor gegen das eine oder andere Symptom geholfen hatte, zeigte Erfolge. In meinem Kopf ging es drunter und drüber. Die Alltagswelt überforderte mich, dominiert von einem Zustand absoluter Teilnahmslosigkeit. Befand ich mich im Koma? Jedenfalls musste mich Matze gelegentlich schütteln und kneifen, um überhaupt einen Reflex zu erhalten. Ach, dieses Leben konnte mich mal ...

Wieder ganz bei mir, verflüchtigte sich mein mühsam zusammengeklaubtes Erinnerungsvermögen. Wer, verflixt noch mal, war ich eigentlich? Woraus bestand mein Leben? Mein Ich zersplitterte sich und Zweifel über meine Identität taten sich auf. Hatte ich überhaupt den richtigen Weg gewählt? Wie würde sich meine Zukunft gestalten?

Alles schien unwirklich und meine vertraute Umgebung wirkte fremd. Manchmal kam es mir sogar vor, als wäre ich von allem völlig losgelöst: von meinem Körper, meinem Geist, meinen Gefühlen. Was hatte ich eigentlich mit all diesem Unsinn um mich herum zu tun?

Die Krampfanfälle, die mich regelmäßig überfielen – nicht selten zwei- bis dreimal täglich – hielten meist nur wenige Minuten an. Doch die Nachwirkungen machten mir zu schaffen, von heftigen Kopfschmerzen über kurzzeitige Verwirrtheit bis hin zu permanenter Müdigkeit.

Im Nachhinein konnte ich mich an die Anfälle meist nicht erinnern und staunte nicht schlecht über das, was Matze mir erzählte, oder wenn ich mich in einem von ihm aufgenommenen Video erkannte. Für mich erschreckend. Ganz fürchterlich. Und dann diese enorme Gewichtsabnahme, wobei ich sowieso schon sehr schlank war. In kürzester Zeit nahm ich zehn Kilo ab. Warum? Weil ich mich nach jedem Essen heftig erbrechen musste.

Am siebten Tag war alles vorbei! Wie ein Spuk, ein unheimlicher Vorgang und kaum zu erklären. Durch eine Serie mehrerer Anfälle kurz hintereinander kehrte die noch fehlende Erinnerung zurück. In meinem Kopf normalisierte sich alles. Der permanente Druck löste sich. Ich konnte klare Gedanken fassen und mein Körper entspannte sich, wie ich es kaum mehr kannte. So geriet ich in einen Zustand, der alles um mich herum vergessen ließ. Und dann geschah es. Persönlichkeiten, die mir vertraut erschienen und mich all die Jahre begleitet hatten, reihten sich vor meinem geistigen Auge auf.

Ich muss hier kurz innehalten, bevor ich weitererzähle. Viel zu stark scheint mir dieser ganz besondere Moment. Denn sie alle waren ein Teil von mir.

MEINE VERSCHIEDENEN ICHS!

Mein ältestes Ich löste sich aus der Gruppe und ging langsam, lächelnd, auf mich zu. Es kam nah. So nah, bis es mit mir zu einer Person verschmolz. So geschah es auch mit den anderen Ichs. Bis zum Schluss die kleine Johanna, fünf Jahre alt, übrig blieb und sich ebenfalls freundlich lächelnd auf mich zubewegte. Sie, die mir bereits vor Beginn meiner Dissoziation Kraft gegeben und mich begleitet hatte. Jedenfalls wurde mir das in diesem Moment bewusst, so als würde ein Schleier von meinen Augen fallen. Mit einem tiefen Atemzug und einer Träne im Gesicht verschmolzen auch wir.

Ich schien endlich wieder ein einheitliches Ich, und nicht mehr zerfallen in verschiedene Persönlichkeitsanteile, die abwechselnd die Kontrolle über mein Verhalten übernehmen wollten. Plötzlich lagen meine Kindheit und Jugend ganz klar vor mir. Ich wurde mir der Streitereien zwischen meiner Mutter und mir bewusst. Erinnerte mich an meine drei Schwestern und empfand eine große Zärtlichkeit für sie. Und da waren Erinnerungen an Matthias und dabei hatte ich nicht nur die Szene unseres Kennenlernens vor Augen. So viele Bilder tauchten plötzlich in meinem Gedächtnis auf. So viele liebevolle Gesten. Aber vor allem so viele Beispiele für seine bedingungslose Liebe!

Wir heirateten Anfang Dezember und ich weiß, Matze wird immer zu mir stehen. In guten wie in schlechten Tagen. Er hatte es mir gegenüber längst bewiesen.

# Hilfe für Betroffene!

## Was heißt dissoziative Störung eigentlich?

Der Begriff Dissoziation, dissoziative Störungen, oder auch dissoziative Bewusstseinsstörung, bezeichnet das Auseinanderfallen von psychischen Funktionen, die normalerweise zusammenhängen.

## Wie entwickelt sich die Krankheit?

Eine dissoziative Erkrankung entwickelt sich meist während der Kindheit und steht fast immer im Zusammenhang mit einem traumatischen oder stark belastenden Erlebnis. Ungefähr ein bis drei Prozent der Gesamtbevölkerung leiden darunter, wobei Frauen hiervon häufiger betroffen sind.

## Wo finde ich Hilfe?

Bei auffälligen Veränderungen in der Persönlichkeit und dem Verhalten liegt nahe, sich zunächst an seinen Hausarzt/seine Hausärztin zu wenden, wohl auch, um Beschwerden körperlicher Natur auszuschließen. Die weitere Behandlung sollte dann durch einen Therapeuten erfolgen.

## Wie wird die Krankheit erkannt?

Dissoziative Störungen sind nicht gerade einfach zu erkennen. Die meisten Ärzte bzw. Therapeuten werden daher zunächst versuchen, körperliche Ursachen auszuschließen. Ebenso sollte ausgeschlossen werden, dass es sich bei den Symptomen um eine Depression, Epilepsie, Migräne, Tumore im Gehirn oder einen psychotischen Zustand handeln könnte. Der oder die Betroffene kommt daher an bestimmten Labor- und Röntgenuntersuchungen nicht vorbei. Erst danach folgen intensive Gespräche zur Lebenssituation, dem familiären Hintergrund und so weiter.

**Die Schwierigkeit:** Die Vorgeschichten der Patienten sind für diese selbst psychisch oft so verstörend, weil der Patient oder die Patientin sich nur noch an Fragmente – wenn überhaupt – erinnern kann. Durch die eigentliche Schutzfunktion des Gehirns, des Vergessens, kann die seelische Verwundung oft nicht mehr erlebt und deshalb auch nicht verarbeitet werden. Das führt nicht selten zu genau den dramatischen Komplikationen im Alltag, weshalb um ärztliche beziehungsweise therapeutische Hilfe gebeten wurde.

## Die entscheidenden Merkmale der Krankheit

Die entscheidenden Merkmale sind eine Unterbrechung der gewöhnlich integrierten Funktionen von Gedächtnis, Bewusstsein, Wahrnehmung und Identität. Es finden sich keine organischen Ursachen oder Symptome.

**Folgende Fragen können helfen, eine dissoziative Störung festzustellen:**

- Fehlen mir Erinnerungen an bestimmte Ereignisse meines Lebens?
- Habe ich gelegentlich das Gefühl, eine völlig andere Person zu sein?
- Finde ich mich manchmal an Orten wieder, ohne zu wissen, wie ich dorthin gekommen bin?
- Glaube ich hin und wieder, gewisse Dinge getan zu haben, ohne mich daran erinnern zu können?
- Stoße ich schon mal auf Gegenstände in meinem Umfeld, von denen ich absolut nicht weiß, wie sie dorthin gekommen sind?
- Gelingt es mir oft nicht, mich an wichtige persönliche Informationen zu erinnern, weil ich in einer Stresssituation steckte.

**Achtung:** Insbesondere während einer therapeutischen Behandlung ist das aktive Fragen äußerst wichtig. Die Interviews sollten nicht nur frei, sondern auch strukturiert und mithilfe von Screening-Fragebögen und somit einer hohen Sensitivität durchgeführt werden.

## Behandlungsmethoden

Dissoziative Störungen werden meist mit einer Psychotherapie, die sich an der Traumatherapie einer „Posttraumatischen Belastungsstörung“ orientiert, behandelt.

Das Vorgehen sollte phasenweise erfolgen, sodass zunächst die Sicherheit und Stabilität des Patienten oder der Patientin im Vordergrund stehen. Später dann sollte sich gezielt der traumatischen Erlebnisse gewidmet werden.

Eine Langzeit-Psychotherapie scheint empfehlenswert mit bis zu zwei Stunden pro Woche über mehrere Jahre. Alternativ: kombinierte Therapieangebote von ambulanter und stationärer Behandlung.

Wichtig könnte darüber hinaus eine Paar-/Familien- sowie Bewegungstherapie sein. Insbesondere die Bewegungs-therapie dient dem Ziel, den Patienten/die Patientin wieder belastbarer für die täglichen Pflichten des Alltags zu machen.

**Einsatz von Medikamenten**

Nach den Erfahrungen der Autorin sollten kurativ keine Medikamente zum Einsatz kommen. Mögliche Psychopharmaka für Begleiterscheinungen sollten nur vorübergehend eingenommen werden.

**Risikofaktoren**

Risikofaktoren sind Schlafmangel, Bewegungsmangel und eine zu geringe Flüssigkeitseinnahme.

**Was kann vorbeugend getan werden?**

Da die Auslöser der Krankheit meist schwere traumatische Erlebnisse aufgrund von Schicksalsschlägen oder Traumata in der Kindheit sind, gibt es keine vorbeugenden

Maßnahmen. Allerdings hilft grundsätzlich eine Sensibilisierung des persönlichen Umfeldes für die psychischen Probleme, um Verständnis und Unterstützung zu erfahren.

**Literatur zum Thema**

1. Verleumdung und Verrat: Dissoziative Störungen bei schwer traumatisierten Menschen als Folge von Vertrauensbrüchen, Ralf Vogt, Asanger Verlag, 2. Auflage (Dezember 2018), Taschenbuch € 34,50, ISBN 978-3893346295

2. Dissoziative Störungen erkennen und behandeln, Ursula Gast, Pascal Wabnitz, Michael Ermann, W. Kohlhammer Verlag, 2. Aktualisierte Auflage (März 2017), Taschenbuch € 29,00, Kindle € 25,99, ISBN 978-3170302402

3. Traumabedingte Dissoziation bewältigen: Ein Skills-Training für Klienten und ihre Therapeuten. Mit CD, Suzette Boon, Kathy Steele, Onno van der Hart, Junfermann Verlag, 2. Auflage (Februar 2013), Taschenbuch € 48,00, Kindle € 43,99, ISBN 978-3873878310

Alle Angaben nach bestem Wissen, jedoch ohne Gewähr.

## Die dissoziativen Störungen genauer betrachtet

Wir wissen mittlerweile, dass die dissoziative Störung ein Oberbegriff für eine Reihe psychischer Erkrankungen darstellt. Betroffene reagieren auf belastende Ereignisse mit der Abspaltung von Erinnerungen und im schlimmsten Fall ganzer Persönlichkeitsanteile. Warum? Weil die gemachten Erfahrungen für diejenigen unerträglich scheinen! Die dissoziative Amnesie und multiple Persönlichkeitsstörung reihen sich in das Krankheitsbild mit ein. Somit ist eine dissoziative Störung „ein komplexes psychologisches Phänomen", wie es eine Expertin einmal auf den Punkt gebracht hat.

**1. Die dissoziative Amnesie**

ist eine durch Stress oder Traumata ausgelöste Gedächtnisstörung (Gedächtnisverlust) mit der Folge, dass sich Betroffene nicht mehr an wichtige Informationen und Ereignisse erinnern können. Es kommt zu Gedächtnislücken, die sich von Minuten bis hin zu Jahrzehnten erstrecken können.

Formen der dissoziativen Amnesie:

**Lokalisierte Amnesie**: Die lokalisierte Amnesie gehört zu der häufigsten Art einer Gedächtnisstörung. Für einen bestimmten Zeitabschnitt wird ein bestimmtes Ereignis vergessen, meist ein traumatisches (ausgelöst durch einen

Unfall, psychische, sexualisierte oder körperliche Gewalt, eine schwere Erkrankung oder Ähnliches).

**Selektive Amnesie**: Bei der selektiven Amnesie erinnern sich Betroffene lediglich an vereinzelte Aspekte eines Ereignisses. Zum Beispiel kann sich ein Vergewaltigungsopfer an den Angriff an sich erinnern, jedoch nicht an Details.

**Generalisierte Amnesie**: Die generalisierte Amnesie tritt relativ selten auf, wenn auch plötzlich (Desorientierung, Verwirrtheit). Betroffenen fehlt die Erinnerung an ihr gesamtes Leben. Auch sicher geglaubte Fähigkeiten können verloren gehen und im schlimmsten Fall die eigene Identität.

**Systematisierte Amnesie**: Die systematisierte Amnesie tritt ebenfalls relativ selten auf. Betroffene verlieren ihr Gedächtnis für bestimmte Arten von Informationen. Sie erinnern sich beispielsweise an ihr erstes Schuljahr, nicht aber an die Klassenlehrerin.

**Kontinuierliche Amnesie**: Auch diese Amnesie tritt eher selten auf. Dabei setzt der Gedächtnisverlust vom Beginn eines traumatischen Erlebnisses bis hin zum aktuellen Zeitpunkt ein. Neu hinzugekommene Begebenheiten werden sofort wieder vergessen.

## Wie die Amnesie bekämpfen?

Je nach Form der Amnesie kann es nützlich sein, wenn eine Bezugsperson, gemeinsam mit der betroffenen Person, bewusst gedankliche Reisen in die Vergangenheit unternimmt. Dabei reicht einmal in Erinnerungen abzutauchen oder gemeinsam bekannte Orte zu besuchen oftmals nicht aus, um sich zu erinnern. Man braucht Geduld, sollte Ruhe bewahren und keinesfalls schnell aufgeben. Eine gewisse Sensibilität hilft, aufkommende Gefühle als vage Erinnerungen zu erkennen.

Doch nicht nur Personen, Orte oder nacherzählte Geschichten können Trigger sein. Auch Musik, bestimmte Gerüche, Speisen und Getränke können Reize auslösen, um die Amnesie zu durchbrechen. Eine „Schnitzeljagd durch die Vergangenheit", wie der Ehemann der Autorin es jeweils nannte.

## 2. Die dissoziative Depersonalisation/Derealisation

Personen, die von einer **Depersonalisation** betroffen sind, fühlen sich selbst als „entfremdet", unwirklich irgendwie. Sie spüren eine Sinnesveränderung in Form von „anders" hören, schmecken, fühlen. Manche glauben, sich von außen zu sehen. Ihr Körper fühlt sich wie betäubt an und teilweise erleben sie ein Gefühl, als würden sie wie ein Roboter funktionieren.

Wer dagegen unter einer **Derealisation** leidet, empfindet seine Umgebung als unwirklich, fremd oder weit entfernt, so als säße die Person hinter einer Glasscheibe. Von dem Geschehen drum herum fühlt sich der- oder diejenige abgeschnitten.

### Was ist dagegen zu tun?

Die betroffene Person sollte ihrem Körper vertrauen, auch wenn dieser scheinbar „nicht richtig fühlbar" oder wahrnehmbar erscheint.

## 3. Die dissoziative Fugue (Flucht)

Während einer Fugue wirken und handeln die betroffenen Personen „normal". Manchmal wirken sie „leicht verwirrt" und ziehen so die Aufmerksamkeit an sich. Endet die Fugue, finden sie sich in einer *neuen* Situation wieder, ohne sich zu erinnern, wie sie in diese geraten sind. Sie reagieren erschüttert, vielleicht schämen sie sich oder empfinden Angst. Scheint die Verwirrtheit offensichtlich, kann dieser Zustand von Außenstehenden bei Gesundheits- oder Justizbehörden gemeldet werden.

### Wie mit einer dissoziativen Fugue umgehen?

Wenn die Autorin in eine Fugue hineinrutschte, dies jedoch noch rechtzeitig ihrem Lebensgefährten und heutigen Ehemann mitteilen konnte, handelte dieser umgehend: Er drehte die Musikanlage voll auf oder spielte in hoher Lautstärke Videos aus dem Internet ab.

Selbst der Hund, auf die Verhaltensweisen von *Frauchen* sensibilisiert, wurde sofort aktiv, indem er sie mit seinem kalten Schnäuzchen immer wieder anstupste, so nach dem

Motto: *Hey, nicht wegtreten, bleib hier!* Oder er schleckte Hände, Arme und auch teilweise das Gesicht ab.
Darüber hinaus versuchte der Lebensgefährte gegen das „pralle Leben im Raum“ durch ruhiges Zusprechen auf sich aufmerksam zu machen, um so der Fugue endgültig ihren Reiz *zum Wegkippen* zu nehmen.

### 4. Der dissoziative Stupor (tiefe Teilnahmslosigkeit)

Betroffene sind durch den Zustand in ihren Kommunikationsmöglichkeiten stark eingeschränkt, gar verstummt. Sie reagieren minimal auf Umweltreize wie Berührungen, Geräusche oder Licht. Im schlimmsten Fall kommt keinerlei Reaktion.

**Doch Vorsicht**: Auch wenn es für Außenstehende so wirken könnte, als seien die Betroffenen bewusstlos oder würden schlafen, befinden sie sich in einem Zustand psychischer und motorischer Erstarrung. Der normale Muskeltonus, die aufrechte Haltung sowie Atmung sind erhalten.

### Differenzialdiagnostik

Eine solche scheint erforderlich, da bei zahlreichen Erkrankungen Zustände von Stupor auftreten können. Beispiele:

**Depressiver Stupor**: Ein depressiver Stupor entwickelt sich meist schleichend, in jedem Fall deutlich langsamer als ein dissoziativer Stupor. Die Betroffenen wirken antriebsgehemmt, gar resigniert. **Achtung**: Hier besteht trotz *Antriebshemmung* oft eine hohe Suizidgefahr.

**Katatoner Stupor**: Ein katatoner Stupor tritt im Rahmen schizophrener Psychosen in Erscheinung und geht oft mit Katalepsie einher. Was heißt, Betroffene verharren in einer bestimmten, oft unbequemen Körperstellung. Die Muskelspannung ist erhöht.

**Manischer Stupor**: Ein manischer Stupor tritt im Rahmen einer Manie oder einer manischen Episode einer bipolaren affektiven Störung auf. Hierbei befinden sich die Betroffenen meistens in ausgelassener Stimmung, fühlen sich jedoch im Sprechen, Denken und in ihren Bewegungen gehemmt.

**Organisch bedingter Stupor**: Ursache meist durch Hirnhautentzündung, Demenzerkrankung oder Tumore.

**Medikamenten-/toxisch-bedingter Stupor**: Dieser Stupor kann durch Medikamente oder andere Substanzen verursacht werden, außerdem durch lebensbedrohliche Nebenwirkungen bestimmter Psychopharmaka (malignes neuroleptisches Syndrom).

## 5. Die dissoziative Identitätsstörung (Multiple Persönlichkeitsstörung)

Diese Erkrankung gilt als die schwerste Form einer dissoziativen Störung, da die Persönlichkeit des Betroffenen in verschiedene Teile aufgespalten ist. Jedes Teil verfügt über ein eigenes Gedächtnis, eigene Denkschemata und Neigungen. Die Persönlichkeitsanteile treten niemals zur gleichen Zeit auf, sondern wechseln einander ab. Sie beanspruchen oft unterschiedliche Altersstufen oder Geschlechter.

Eine so schwere Identitätsstörung tritt meist nach traumatischen, belastenden Ereignissen im Kindesalter auf, zum Beispiel nach Missbrauchserfahrungen.

## 6. Keine körperliche Erkrankung!

Wie Sie sehen, gibt es kein einheitliches Erscheinungsbild einer dissoziativen Erkrankung. Manchen Betroffenen fehlt lediglich die Erinnerung an ein bestimmtes Ereignis. Andere leiden unter einer vollständigen Amnesie. Und wer unter einer dissoziativen Identitätsstörung leidet, dessen Ich spaltet sich in unterschiedliche Persönlichkeiten auf, wovon jede ihr Eigenleben führt.

Und doch sind zwei verbindende Merkmale zu erkennen:

Es liegen niemals körperliche Erkrankungen vor (nach der intern. Klassifikation psychische Störungen = ICD-10). Und es gibt immer einen zeitlichen Zusammenhang zwischen den auftretenden Symptomen der Krankheit und den belastenden oder traumatischen Ereignissen.

## 7. Erste Hilfe für die Seele bei Amnesie, Depersonalisation/Derealisation, Fugue und Stupor:

Menschen, die sich in einer psychisch schwierigen Phase befinden, wollen sich oft nur jemandem anvertrauen. Der schnell dahingesprochene Rat, wenn auch gut gemeint: „Ja, mach doch eine Therapie", stößt dann zunächst auf Ablehnung. Es bestehen womöglich Ängste, dass die Chemie zwischen Therapeuten oder Therapeutin nicht stimmen oder sich zunächst der psychische Allgemeinzustand verschlechtern könnte. Auch das Hemmnis, sich einer völlig fremden, wenn auch geschulten Person anzuvertrauen, könnte ein Hinderungsgrund sein.

### Was also tun?

Wenn Sie als angehörige Person, Freund, Freundin oder zur Familie gehörend helfen wollen, dann hören Sie zu, und zwar richtig: Heißt, seien sie wirklich still. Geben Sie sich entspannt, halten Sie Blickkontakt, stellen Sie zum richtigen Zeitpunkt Fragen und wenn Sie selbst etwas dazu sagen wollen, lassen Sie es nie belehrend klingen. Und ... haben Sie keine Angst, dass Ihnen die *richtigen* Worte fehlen könnten, es geht in erster Linie um Ihr offenes Ohr. Zudem gibt eine liebevolle Umarmung Sicherheit und ein Gefühl von Vertrauen.

**Was Sie als Begleitperson bedenken sollten:**

Jede Form der Dissoziation ist hoch individuell und sollte nicht verallgemeinert werden. Aussagen wie: „Anderen geht es noch viel schlechter“, oder: „Vielen Menschen geht es doch genauso wie dir“, oder aber: „Was du mir da erzählt hast, glaube ich dir nicht. Du wirkst im Moment völlig *normal* auf mich“, sind unbedingt zu unterlassen. Die Person, deren Geschichte Sie womöglich als Horror-Story empfinden, fühlt sich nicht ernst genommen und verliert das Vertrauen. Da jede Lebensgeschichte *besonders* und somit individuell ist, kann niemals genau festgelegt werden, ab welchem Grad eines Traumas eine Dissoziation entstanden ist.

Grundsätzlich sollten Sie sich jedoch bewusst sein, dass die Probleme des oder der Betroffenen NICHT DIE IHREN SIND. Das ist wichtig zu verinnerlichen, um eine für Sie erträgliche Distanz zu schaffen. Kommunizieren Sie zudem Ihre eigenen Grenzen der Belastbarkeit. Auch so zu reagieren, stärkt das Vertrauen.

**Und noch etwas**: Der oder die Betroffene erwartet von Ihnen nicht, dass Sie sich mit den gesundheitlichen Problemen auskennen. Somit wird auch nicht von Ihnen erwartet, Behandlungsvorschläge wie ein Arzt oder eine Ärztin zu erteilen. Seien Sie einfach nur da und zeigen Sie, dass Sie geduldig sind, akzeptieren und keine voreiligen Schlüsse ziehen.

## 8. Essen und Trinken eine einzige Qual?

Nahrung und Getränke zu sich zu nehmen, kann eine ziemliche Herausforderung sein. Setzen Sie daher auf kleine Portionen, also fünf statt drei Hauptmahlzeiten. Insbesondere nach einem Krampfanfall fühlt sich jeder Schluck und jeder Bissen anstrengend an. Der Körper tut weh, Muskelkater und Verspannungen tun ihr Übriges.

Leckere Smoothies, leicht zu verzehrende Suppen und schmackhafte Eintöpfe können den Appetit wieder fördern. Suppen helfen auch deshalb, da sie sowohl nahrhaft sind als auch viel Flüssigkeit enthalten, die dem belasteten Körper wieder zugeführt werden muss.

Machen Sie sich keinen Stress, falls Sie an manchen Tagen nicht auf die nötige Kalorienzahl kommen und vom Gefühl her zu wenig getrunken haben. Wichtig ist, grundsätzlich auf eine ausgewogene Ernährung zu achten, das gesteckte Ziel also nicht aus den Augen zu verlieren. Und lassen Sie sich Zeit. Genießen Sie kleine Häppchen und Schlucke. Tempo und Menge bestimmen ganz allein Sie!
Und was Süßigkeiten betrifft: Gerne hin und wieder naschen, aber nicht täglich.

## Tee als Heißgetränk wirkt grundsätzlich wohltuend!

Tee zu trinken gibt ein Wohlgefühl, weil er den Körper bei der Selbstheilung unterstützt.
**Kamille**: Kamillentee hat uns womöglich unsere Oma als Kind schon verabreicht. Er beruhigt, hilft bei Stress und

Angstzuständen. Ein Tässchen vor dem Schlafengehen verhilft zu einem erholsamen und gesunden Schlaf.

**Ingwer**: Ingwertee werden zahlreiche heilende Eigenschaften zugeschrieben. Unter anderem wirkt er antibakteriell und entzündungshemmend.

**Melisse**: Melissentee hilft bei nervösen Störungen (nervösen Herzbeschwerden, Schlafstörungen, Reizbarkeit und vielen anderen nervlich bedingten Problemen).

**Rosmarin**: Rosmarintee empfiehlt sich bei Völlegefühl oder Magenkrämpfen. Er verbessert die Gehirnfähigkeit und laut aktuellen Studien soll er das Gedächtnis und die Konzentrationsfähigkeit um dreißig Prozent steigern.

**Grüner Tee**: Grüner Tee verfügt über zahllose Vorteile und ist deshalb bei Teetrinkern sehr beliebt. Er verringert unter anderem das Risiko an Osteoporose, Herzproblemen und Karies zu erkranken und beugt dem Risiko eines Gehirnschlags vor. Zudem werden die Knochen durch die im grünen Tee enthaltenen Flavonoide (Gruppe von Naturstoffen) gestärkt.

**Was Angehörige und pflegende Personen beachten sollten**:

Werfen Sie stets einen Blick auf die Ernährung der betroffenen Person, sodass diese täglich ein gewisses Maß an Grundnährstoffen erhält. Empfohlen werden drei Portionen Gemüse (ca. 400 Gramm) und zwei Portionen Obst (ca. 250 Gramm). Gemüse und Obst deshalb, weil diese lebenswichtigen Vitamine, Mineral- und Ballaststoffe sowie bioaktive Pflanzenstoffe enthalten. So wird

vermieden, dass es zu Dissoziationen kommt, die nicht mit den eigentlichen Traumata zusammenhängen.

### 9. Klarträume

Bei einem Klartraum (luzider Traum) ist sich der Schlafende des Traumes bewusst, sodass er diesen in absoluter Klarheit aktiv steuern und somit beeinflussen und abmildern kann. Das klingt erst einmal positiv, da Klarträume zur Lösung innerer Konflikte in der Psychotherapie eingesetzt werden können.

Doch sind sie auch gefährlich?

Für die Psyche werden drei Risiken genannt:

**a) Abhängigkeit**: Das Gefühl, einen Traum kontrollieren zu können, kann süchtig machen. Der Wunsch, möglichst lange und viel zu schlafen, führt unter Umständen zur Vernachlässigung der eigenen Bedürfnisse.

**b) Entfremdung:** Der Umstand, diese sehr speziellen Erlebnisse nicht mit anderen Personen teilen zu können, könnte zu einem Rückzug aus dem Familien- und Freundeskreis führen.

**c) Realitätsverlust**: Die betroffene Person kann kaum mehr zwischen Traum und Erlebnis unterscheiden. Beides fühlt sich ähnlich an.

Aus Sicht des Autorenteams sollte noch erwähnt werden, dass sich als **Punkt d)** Krampfanfälle einstellen könnten, vorausgesetzt, der Traum ist mit Erinnerungen an das Trauma verknüpft. Die betroffene Person würde somit die Kontrolle verlieren, was zu natürlichen Reaktionen wie im

Wachzustand führt. Der Traum wäre dann nicht mehr zu ändern.

Vielleicht stellen Sie sich als Leser oder Leserin gerade folgende Fragen:

**Kann ich in einem Albtraum gefangen sein?**

Ja, da Klarträume wie die Realität wirken. Wenn die betroffene Person nun Klarträumer oder Klarträumerin ist und gleichzeitig unter Dissoziationen leidet, könnten „alte traumatische Situationen“ die Szenerie des Traumes vordefinieren. Der- oder diejenige findet sich dann in einem ihm oder ihr bekannten traumatischen Umfeld wieder. Eine unter Umständen schwierige Situation, um die Kontrolle über den Traum zurückzuerlangen.

**Kann ein Klartraum gefährlich werden?**

Er kann zu Krampfanfällen führen. Ein plötzlicher Tod ist jedoch ausgeschlossen, auch wenn im Klartraum die betroffene Person einen Felsen hinunterspringt oder eine gefährliche Situation erlebt. Oftmals geht der Traum dann schwarz weiter. (Schwarz deshalb, wenn bestimmte Widrigkeiten durch *starken Einsatz* noch abgewendet werden konnten.) Wenn der Wecker schließlich klingelt, wird klar, dass es „nur ein Traum“ war.

**Kann es passieren, dass ich zwischen Realität und Traum nicht mehr unterscheiden kann?**

Ja. Heimtückisch kann es werden, wenn Betroffene im Klartraum sehr alltägliche Situationen durchträumen. Zum

Beispiel das Gassigehen mit dem Hund, bestimmte Gespräche mit Familienangehörigen, das Abgeben eines Päckchens durch den Paketboten – durchaus irritierende Situationen.

### Sollte ich einen Klarträumer aufwecken, wenn ich merke, dass er oder sie träumt?

Nein. Falls die Person noch nie aus einem solchen Traum aufgeweckt wurde, könnte das wie ein traumatisches Erlebnis wirken! Sollte es aufgrund extremer tonischer Aktivität jedoch zu wilder Muskelstimulation oder gar zu einem Schlafwandeln kommen, dann sollten Sie versuchen, denjenigen wieder ruhig und sachte zurück ins Bett zu bringen.

## 10. Das Tietze-Syndrom

Beim Tietze-Syndrom (auch Morbus Tietze und Chondroosteopathia costalis genannt) handelt es sich um eine gutartige, nicht eiternde, jedoch meist schmerzhafte Entzündung. Dabei sind die knorpeligen Ansätze der Rippenbögen im vorderen Bereich des Brustkorbs am Brustbein (oder die knorpelige Verbindung zwischen Brust- und Schlüsselbein) betroffen. Eine seltene Erkrankung von unterschiedlicher Dauer.

### Welche Symptome treten auf?

Beim Tietze-Syndrom kommt es zu einseitigen Schwellungen am Gelenk der zweiten und dritten Rippe, was charakteristisch scheint. Meist beschränken sich die

Wölbungen auf eine Seite des Brustkorbs und zeigen weder Eiter noch Rötungen.

Schmerzen treten anfallartig auf und werden, wenn der Körper in Bewegung ist, als sehr intensiv empfunden. Auch tiefes Einatmen, Husten oder Niesen verstärken die Beschwerden. Darüber hinaus können die Schmerzen in Schultern oder Arme ausstrahlen.

### Wie verläuft das Tietze-Syndrom?

Da das Tietze-Syndrom eine selbstlimitierende Erkrankung darstellt, klingt sie ohne Therapie wieder ab, meist nach etwa zwei Wochen. In manchen Fällen kann der Heilungsprozess länger dauern, durchaus mehrere Monate oder gar Jahre. Die Erkrankung wird dann chronisch oder tritt wiederholt auf.

### Wie sieht die Behandlung beim Tietze-Syndrom aus?

a) Kirschkernkissen oder Wärmflasche zum Entspannen.

b) Dehnübungen für die Schultern und somit ein Öffnen des Brustkorbs, was bei zusätzlichen Verspannungen wahre Wunder bewirkt. Selbst ein aufrechtes Sitzen kann hilfreich sein.

c) Leichte Druckmassage mit den Fingerspitzen.

## 11. Herzschmerzen durch seelische Belastungen

Betroffene, die aufgrund seelischer Belastung Herzschmerzen verspüren, klagen meist über eindeutige körperliche Symptome. Zum Beispiel ein Stechen und

Ziehen sowie ein Gefühl der Enge im Brustkorb, das durchaus in Rücken und Bauch, Arme und Schultern (meist links) ausstrahlen kann. Herzschmerzen werden oft von Herzrasen, Herzstolpern und Atemnot begleitet. Häufig tritt ein Gefühl von Todesangst auf, was die Beschwerden durch die innere Panik verstärkt.

Eine besondere Form der Herzbeschwerden aufgrund psychischer Belastung ist das **Broken-Heart-Syndrom**. Es tritt meist nach besonderen Stresssituationen auf, wie zum Beispiel dem Verlust eines nahestehenden Menschen. Es mit *Liebeskummer* in Verbindung zu bringen, scheint berechtigt, da psychische Probleme durchaus organische Beschwerden im Bereich des Herzens auslösen können.

### Wie den Beschwerden entgegentreten?

Herzschmerzen stehen – insbesondere bei jungen Menschen – nicht immer im Zusammenhang mit schweren Erkrankungen. Grundsätzlich sollten jedoch bei Herzproblemen die üblichen Sofortmaßnahmen ergriffen werden (Rettungsdienst alarmieren, Überprüfen des Bewusstseins, der Atmung und genereller Lebenszeichen).

## 12. Dissoziative Krampfanfälle

Dissoziative Krampfanfälle (auch nicht epileptische, psychogene oder funktionelle Anfälle genannt) führen zu einem plötzlichen Kontrollverlust des eigenen Körpers, oft mit eingeschränkter Bewusstseinsfunktion. Es kommt, ähnlich wie bei epileptischen Anfällen, zu Zuckungen und Verkrampfungen. Selbst Ohnmachtsanfälle sind möglich.

Sollte das Bewusstsein während des Anfalls erhalten bleiben, kann es zu Herzpochen, Gedankenrasen, Missempfindungen und Denkblockaden kommen. Ein Gefühl der Entfremdung tritt ein. Als Nebeneffekte sind fortwährende Erschöpfung, Schlafprobleme oder Konzentrationsstörungen keine Seltenheit.

## Wie als betreuende Person mit einem Krampfanfall richtig umgehen?

Was Sie unbedingt tun sollten!

Die krampfenden Arme und Beine NICHT festhalten. Den Körper NICHT unnötig weiterbewegen oder an ihm herumzerren. Unruhe vermeiden. Falls der Anfall im Freien und unter Publikum geschieht, um Diskretion und Abstand bitten.

**Schritt 1**:

Gegenstände, an denen sich die betroffene Person verletzen könnte, umgehend entfernen. Nach dem Anfall, bei andauernder Bewusstlosigkeit aber vorhandener Atmung, Körper in die stabile Seitenlage bringen. Kontrollieren Sie immer wieder das Bewusstsein, die Atmung. Veranlassen Sie einen Notruf. Bleiben Sie ansonsten jedoch bei dem oder der Betroffenen.

Bei Lage auf Asphalt, unbedingt den Kopf leicht anheben und mit beliebigen Kleidungsstücken (Jacke, Pulli, Schal, T-Shirt) schützen, um beim Krampfen Reibungen zu verhindern.

**Schritt 2**:

Sprechen Sie mit ruhiger Stimme auf die betroffene Person ein. Sagen Sie, dass alles in Ordnung ist. Erwähnen Sie, wer gerade spricht, und versichern Sie, dass Sie bei ihm oder ihr bleiben werden. Auch wenn die Person geistig abwesend zu sein scheint, erzählen sie ihr jeden kleinen Schritt, der gerade von Ihnen oder dem eintreffenden Notarzt oder der Notärztin unternommen wird. Etwa: „Der Arzt ist eingetroffen und kommt gleich zu Ihnen ... Sie müssen sich keine Sorgen machen ... Ich bleibe bei Ihnen ... Sie sind in Sicherheit."

Die Person NICHT unnötig berühren, es sei denn, Sie sind mit ihr vertraut. Sollten Sie einen persönlichen Bezug zu ihr haben, könnten Sie versuchen, durch leichten Körperkontakt für eine innere Ruhe zu sorgen (Streicheln am Arm, Kopf). Zusätzliches beruhigendes Reden kann zudem helfen, den Krampfanfall schneller zu beenden.

**Verhalten während des Krampfens**:

- Sagen Sie, dass Sie da sind und etwas geschieht. Der oder die Betroffene soll in seiner Situation spüren, dass er nicht allein ist, auch wenn er oder sie nicht ansprechbar scheint.
- Wenn Sie KEINEN persönlichen Bezug zur betroffenen Person haben, holen Sie einen Krankenwagen hinzu.
- Schirmen Sie die Person vor Zuschauern ab.

- Suchen Sie vorsichtig Körperkontakt. Streicheln Sie leicht einen Arm (nur bei Ihnen vertrauten Personen).
- Sprechen Sie weiter ruhig auf die Person ein.
- Bleiben Sie so lange vor Ort, bis der Krankenwagen eintrifft.

**Was ist <u>nach</u> einem Krampfanfall zu tun?**

Je nach Körperempfinden ist für die betroffene Person Ruhe wichtig.

Eine Wärmflasche kann helfen, Verspannungen und Muskelreizungen gezielt zu lockern.

Eine Schläfenmassage kann bei eventuellem Kopfweh Linderung verschaffen.

Vierundzwanzig Stunden nach dem Krampfanfall mit leichten Dehnübungen beginnen. So können mögliche entstandene Faszienverhärtungen aufgelockert werden und die Muskulatur wird wieder gestreckt und gestärkt. Hierbei mit der eigenen Intensität arbeiten! Der Körper kann sich nach dem Anfall noch *fremd* anfühlen.

Alle Angaben nach bestem Wissen, jedoch ohne Gewähr. Siehe auch Quellenverzeichnis.

# Zeitfolge

| | |
|---|---|
| 03. Februar 1997 | Geboren in Baden-Württemberg |
| 15. Juli 2016 | Zum ersten Mal Notaufnahme |
| 24. Juli 2016 | Diamantene Hochzeit Großeltern |
| 25.-26. Juli 2016 | Der auslösende Traum |
| (Krampfanfall) | |
| 26.-28. Juli 2016 | Einlieferung Hospital |
| 29. Juli 2016 | Umzug von WG in gemeinsame |
| Wohnung | |
| 31. Juli 2016 | Telefonat Mutter |
| 01. August 2016 | Notarzt und drei Tage Krankenhaus |
| 09. August 2016 | Bad Cannstatt, Psychosomatik |
| August 2016 | Arbeit als Aushilfe für ca. 3 Monate |
| Oktober 2016 | Beginn Arbeit als selbstständige IT-Technikerin im Großunternehmen |
| 30. Oktober 2016 | Rundgang Geburtsort |
| Dezember 2016 | Kurze Liebelei |
| Januar 2017 | Berlin-Reise |
| 12. Juni 2017 | Rechtsstreit wegen Festanstellung als IT-Technikerin, danach fest |
| angestellt | |
| 28. Januar 2017 | Glói als neuer Mitbewohner |
| 14. November 2017 | Geständnis Liebelei |
| Juli 2018 | Versöhnung mit Matthias |
| November 2018 | Tod des leiblichen Vaters |
| Anfang 2019 | Beginn Videoaufzeichnungen Symptome |

| | |
|---|---|
| | Befassen mit Fachlektüre |
| | dissoziative Störungen |
| 29. August 2019 | Erster Krampfanfall am Tag |
| Herbst 2020 | Ausflug Europapark mit Anfall |
| 02. Dez. 2020 | Hochzeit Johanna und Matthias |

# Literatur- und Quellenverzeichnis

Dissoziative Störungen. Wenn zusammenhängende psychische Fähigkeiten auseinanderfallen: „Weggetreten-sein“ als Dauerzustand, Dr. Christine Amrhein https://www.therapie.de/psyche/info/index/diagnose/dissoziative-stoerungen/artikel/

LWL Klinik Paderborn. Wie stellt eine Ärztin oder ein Arzt eine dissoziative Störung fest? https://www.lwl-klinik-paderborn.de/de/fuer-patienten-angehoerige/informationen-zu-erkrankungen-erwachsenenpsychiatrie/dissoziative-stoerungen/

**Dissoziative Störungen genauer betrachtet**: Julia Dobmeiser, Masterstudium Psychologie, 28. Mai 2018, gefunden bei Netdoktor. https://www.netdoktor.de/krankheiten/dissoziative-stoerung/

**Dissoziative Amnesie**: http://posttraumatische-belastungsstoerung.com/dissoziative-amnesie

**Dissoziative Depersonalisation/Derealisation**: https://www.marienhospital-eickel.de/fachbereiche/erkrankungen/dissoziative-stoerungen.html

**Dissoziative Fugue**: https://www.msdmanuals.com/de-de/heim/psychischegesundheitsst%C3%B6rungen/dissoziative-st%C3%B6rungen/dissoziative-fugue

**Dissoziativer Stupor**: http://posttraumatische-belastungsstoerung.com/dissoziativer-stupor

**Die dissoziative Identitätsstörung (Multiple Persönlichkeitsstörung)**: https://www.marienhospital-eickel.de/fachbereiche/erkrankungen/dissoziative-stoerungen.html

**Tee**: https://www.smarticular.net/der-richtige-tee-fuer-jedes-wehwehchen-was-hilft-wann/

**Klartraum**: https://meinschlaf.de/schlaflexikon/klartraum-2145/

**Tietze-Syndrom**: https://www.onmeda.de/krankheiten/tietze-syndrom-id212961/

**Herzschmerzen**: https://www.heilpraxisnet.de/symptome/herzschmerzen/

**Dissoziative Krampfanfälle**: https://hirnstiftung.org/alle-erkrankungen/dissoziativer-anfall/